集団精神療法
テキストブック

総論編

日本集団精神療法学会
=監修=

西村 馨
岡島美朗
関 百合
=編著=

金剛出版

はじめに

田辺　等

　本書は集団精神療法を実践する上で必要なことを学ぶテキストとして活用されることを願って刊行された。実際に臨床でグループを始めるための準備，グループを編成して立ち上げる時の留意点，グループを治療的にする治療要因は何か，そういう基本的な知識や理論を本書では学ぶことができる。各執筆者は日本集団精神療法学会での研究活動，教育研修において第一線で活躍中の学会員である。

　本書のように日本集団精神療法学会が企画・編集・執筆に積極的に関与して刊行された実践の手引き書には『集団精神療法の実践事例30：グループ臨床の多様な展開』（日本集団精神療法学会編集委員会監修，藤信子・西村馨・樋掛忠彦編，創元社，2017）があるが，それ以前のテキストとなると『集団精神療法ハンドブック』（近藤喬一・鈴木純一編，金剛出版，1999）であり，四半世紀を遡ることになる。

　この四半世紀を顧みると，我が国の精神科医療においては，グループの臨床活用は期待するほどには発展しなかったのではないかというのが筆者の率直な想いである。精神科病棟での自由な対話をベースとしたグループは，地域移行の推進施策や統合失調症の軽症化傾向による入院者減の影響で縮小し，病棟自体が高齢者介護病棟に置き換わった。かつて，病棟グループを経験して生きる力を取り戻し，退院していった人たちは，地域でも患者クラブを創設するなどグループを活用した社会参加をすることは珍しくなかった。しかし，こうした集団活動は徐々に下火になり，退院者は専門職の立案したケアプランに基づく支援のサービスを受ける人となった。

社会の変化は絶えることがなく，ある時代に必要とされたグループが永遠に続くということはない。だからといってグループを活用した心理的支援や自助グループ的な活動への地域社会のニーズが尽きたわけではない。

　例えば「うつ病」と診断された通院者は増加し，地域のクリニックも相当に増えたが，就労復帰や社会活動への参加が果たせない人もまた増えている。そういう現状からリワークを目的としたデイケアが増え，そこでは自由な言語的交流のグループが試みられている。また認知機能低下がある高齢者に集団で回想法を行う試みは既にあったが，高齢者の傍らに言語交流を補助するケアワーカーがついた態勢で自由発言形式のグループを運営し，メンバーの心理を深く理解しようとする積極的な試みもでてきた。グループというものがメンバーに良い効果を与えることを経験すると，目の前にいる支援が必要な対象に，グループを活用してみようという発想が生まれやすくなる。

　集団精神療法自体が「グループがメンバーに与える良い効果」への気付きから始まっている。歴史的には 1905 年にプラット（Pratt JH）が組織した 25 名定員の結核患者学級をその始まりとするのが定説だが，この時プラットは"結核患者の集団療法"を運営したくて始めたのではない。結核の薬物治療が未だない時代でも，裕福な患者はサナトリウムに入って看護やケアをうけることができた。経済的にそれが不可能で，かつ働かなければ生活ができない在宅の結核患者に何ができるのだろうか，という問題意識からプラットは週に 1 度の"通所学級"の開設を思いついたのである。彼は，この患者集団におけるメンバー間の良い競い合いや，回復した先輩が参加者に与える好ましい影響など，集団における相互作用が結核の予後をも改善する良い効果をもたらすことに気づき，これを教室方式と呼んだ（Pratt, 1907）。

　集団精神療法の歴史を概観すれば，モレノ（Moreno JL）は社会的問題を持つ人に対する心理的支援の方法として集団での即興劇を始め，スラブソン（Slavson SR）は非行や心理的問題をもつ少年たちのために同年代の小グループ心理療法を組織した。英国を中心とした治療共同体では，戦争による精神的後遺症を抱えた人や精神疾患の長期入院者に対し，施設というコミュニティの全員が参加する大グループの話し合いを行い，そこでのコミュニケー

ションで生じていることの精神力動的な理解を活用した。

　このように集団精神療法は歴史的にも多元的な出発点があり，対象も運営方法も多様性に富んでいる。単一理論で始まった治療法ではなく，集団活用の手法や力点をおく技法も単一ではない。このような点は学習しにくいところでもある。しかし共通点はある。それは支援の対象に向き合う方法として，適度な大きさと時間の集団を形成すること，その集団に生じるメンバー間のコミュニケーション，メンバー間の相互作用，集団のグループダイナミクスを理解し，参加した各メンバーが自らの課題に気づいて回復や成長をはたしていけるようなグループの運営をすることである。そのグループのプロセスでの気づきを高めるトレーニング方法もある。

　本書の刊行にあたっては，メンバーが回復や成長をはたしていけるようなグループを始めてみたいと考えている人や，既にグループを使って心理的支援を実施しているが，そこでの運営や関りを効果的にするためにグループで生起する現象の理解や関与の技法を学びたいと考えている人を読者として想定した。

　それゆえ本書ではグループの活用に関わる基礎理論や専門用語の解説とともに，グループ支援の実施主体として何をどのように学んでいくべきなのか，教育と研修の進め方も重要なテーマとしている。

　ことに第3章では，集団精神療法のスーパービジョンや事例検討とはどのようなものかを解説し，スーパービジョンや事例検討の準備や当日の進め方についても述べている。グループを活用した心理的支援を実践するために，どのように学んでいけば良いのか，各執筆者は，少し先を歩んできた先輩として丁寧にかつ具体的に留意点を解説している。

　「集団精神療法を適切に実践できる人」の養成システムとしては，日本集団精神療法学会が構築した教育研修システムがあり，ここでの研修を継続し一定の条件を満たした人を学会は「グループサイコセラピスト」として認定している。この研修システムでは「相互研修」という理念を大切にし，教育課程で複数のスーパーバイザーを活用することを推奨している。それは指導者中心の教育による弊害を学会自身も経験してきたからでもある。本書を読

みながら，学会主催の種々の教育研修事業を活用することで，グループサイコセラピストの基礎が形成されていくことを期待している。

文献

Pratt JH (1907) The class method of treating consumption in the homes of the poor. Journal of the American Medical Association, 49 ; 753-759.

目　次

はじめに …………………………………………………… 田辺　等　3

序　章　本書のねらい：日本における集団精神療法の現状を踏まえて
　　　　　………………………………………… 西村　馨・岡島美朗・関　百合　9

第1章　グループの始め方・進め方
　　　　　………………………… 西村　馨・岡島美朗・鎌田明日香・関　百合　15

　コラム①　デイケア，リワークなどのプログラムと集団精神療法　西村　馨　44

第2章　グループの活用方法
　1　大グループ …………………………………………… 川合裕子　47
　2　力動的集団精神療法 ………………………………… 関　百合　61
　3　心理教育グループ …………………………………… 中里容子　75
　4　サポートグループ …………………………………… 高橋裕子　91

　コラム②　グループを臨床に生かすには？―個人，家族，グループという連続的な視点から
　　　　　　北西憲二　103

　コラム③　グループを始めにくい風土でグループを始めるには　岡島美朗　107

第3章　グループの研修
　1　理論学習 ……………………………………………… 西村　馨　109
　2　体験グループ ………………………………………… 加藤隆弘　121
　3　スーパービジョン …………………………………… 古賀恵里子　143
　4　事例検討 ……………………………………………… 菅　武史　163

文献リスト …………………………………………………………… 183
おわりに ……………………………………………………………… 187
索引 …………………………………………………………………… 191

序章

本書のねらい
日本における集団精神療法の現状を踏まえて

西村　馨・岡島美朗・関　百合

　はっきりとした統計データはないが，おそらく，日本において集団精神療法が行われるのは病院や医療，福祉，矯正施設であることが多く，外来の個人開業オフィスで行うのは少数派であろう。例えば，アメリカ集団精神療法学会（AGPA）の「集団精神療法実践ガイドライン」では，外来個人オフィスでの実践を「標準モデル」と想定し，施設での実施の際の留意点を追加する形で構成されている（そうはいっても，病院での入院，外来グループの実数は多いだろうが）。これは，日本と欧米の医療制度の違いや，精神療法の発展過程の違いの表れだろうが，方法論，運用方法を導入する際には，しばしば注意を要する点である。

　もう少し，アメリカの「標準モデル」について付け加える。個人開業のセラピストが個人療法をしている，いわゆる神経症圏やパーソナリティ障害圏の患者でグループを構成したり，他のセラピストや機関からのリファーによってグループを構成したりすることがある。多くの場合，症状の多様なメンバーによる「異質な」（「メンバー構成」を参照）小グループである（ついでながら，そのようなさまざまな疾患の患者からなる外来グループのドラマを YouTube で見ることができる。セラピスト役は本物のベテランセラピスト Elliot Zeisel が務めている（https://www.youtube.com/@GROUPtheseries）。さまざまな流派はあるものの，精神力動論を理論的な基盤としている。週1回の個人療法にくみあわせて週1回の集団療法が実施されることは少なくない（どちらかが週2回という場合もある）。そして，目標が達成さ

れたらグループを終える。両方同時に終わることもあれば、どちらかからやめていくこともある。いずれにせよ、数年に及ぶことが通常である。グループそのものは、誰かが抜ければ誰かが入り、継続する。終わらないグループとも呼ばれるこの形式が「オープングループ」（あるいは、スロー・オープングループ）である。

このタイプのグループは長い実践と研究の歴史を持ち、精神療法として「標準的」なものである。本書第1章では「グループの始め方・進め方」を扱うが、そこでは精神療法としてこのタイプのグループを中心に据えて、述べることにする。

さて、これに対して日本の集団精神療法の一つの流れは、伝統的には病院において、特に統合失調症を中心にした入院プログラムから発展し、その後地域支援へと広がってきた経緯がある。この「標準モデル」との間にはさまざまなギャップがある。目的に関して言えば、個人の内面の探求というよりは、支持的・共感的な風土の中で自己表現を促進しようとするものが多い。構造に関して言えば、同じ問題を持ったメンバーで構成されるグループ（同質グループ）が多く、施設の中で行う運営の都合のためか、「セミ・クローズド」と呼ばれる形式で行われることが多い。具体的には、一定の期間（半年とか20セッションとか）の間はメンバーを固定するが、期間終了時にメンバーの一部入れ替えをしながらグループを継続していく。また、構造の特徴として、施設、機関を拠点としてきたため、小集団プログラムと施設全体の治療共同体的アプローチ（コラム①参照）、とりわけその中心であるコミュニティ・ミーティングと呼ばれる大集団プログラムとが、並行して、相互影響的に発展してきた経緯がある。そしていずれも「グループ」と総称されてきた。いわば、日本での、暗黙の「標準モデル」と言えるかもしれない。

日米のどちらが優れているという話をしているのではない（西村はかつて米国のグループセラピストに、「日本の方がグループは普及するでしょう。アメリカ人は自己主張が強くてグループが難しいよ」と言われたことがある）。一部の例外を除き、外国に由来するものを日本で実践するには、日本の社会制度や文化的風土にフィットした方法で実践することが模索され、発

展してきた経緯がある。とはいえ，対人的相互作用が人の変化の土台となる，という観点は，しっかり共有されている。

　本書第2章では，それらの事情を踏まえて，大まかに，集団精神療法の4つの種類をとりあげる。まずは，コミュニティ・ミーティングを中心とする大グループである。そして，小グループを大きく3種に分ける。一つ目は，精神力動的または対人関係重視のグループである。これは前述の，「標準モデル」のグループを指している。グループ内で生じるさまざまな感情交流，対人関係プロセス，グループでの力動から学び，自己探求を目指すものであり，そのような理解の仕方は，グループ介入に共通した普遍的要因を備えている。二つ目は，心理教育グループである。これは，内面の探求というよりも，技能や知識の習得を活動の中心に置いて，問題の改善や適応の向上を目指すものである。各種のテキストワークや認知行動療法（CBT）もここに含むこととする。三つ目は，サポートグループである。これは，さまざまな困難な状況にあって，パーソナリティの改善や問題の解決を目指すというよりは，グループメンバー同士の支えあいを通して，もちこたえること，困難な状況をしのぐことを目指す。ここにセルフヘルプグループも含むこととする。なお，どのタイプにも特有の意義があり，どれかが優位で，どれかがそうでないということを意味しない（狭い意味での治療グループを集団精神療法，広義の治療的グループを集団療法と呼ぶ場合も多いが，ここでは，その呼称の紹介にとどめる）。

　これまで日本では，こうした集団精神療法は，ややもすると「グループ」と一括りにされ，グループの多様性が看過されてしまうことがあった。だが，それぞれの有効性は，それぞれの対象，目標，契約等の治療構造を明確にし，適切な働きかけをしていくことによって生じるものである。近年，国内外を問わず，10～20回のセッションからなる，対象を絞って構造化された治療パッケージが普及してきている。プログラムが標準化され，効果エビデンスがあるということが，パッケージのアピールポイントである。そのことを踏まえ，本書では，前述の4種類のグループについて，対象，治療構造，介入法などの押さえるべき基本的なポイントを明示した。今後グループを設

計し，運営する方へのヒントとなることを期待している。

　狭い意味での集団精神療法の実践が日本で活発であるとは言えないだろう。だが，医療，矯正，福祉，教育，産業領域において，治療的・教育的な「グループワーク」はさまざまに行われている。昨今は，前述の心理教育グループ，サポートグループ，セルフヘルプグループが知られるようになり，普及し，もしかすると往時よりも総数としては増えているのかもしれない（さらに，一般企業，一般の団体でも，グループのファシリテーション技術が注目されるようになっている）。

　そのようなグループは，集団精神療法とは距離があるように見えるかもしれないが，集団精神療法を知ることで，よりグループ活動のクオリティを高めていくことができる。具体的なファシリテーション技術というよりも，その土台となる情動的コミュニケーションやグループプロセスについて，これまで集団精神療法が蓄積してきた理論や手法を学ぶことで，グループについての理解を深めることができる。限られた時間や社会的資源，厳しい経済的事情の中では，比較的短期の，効果的なプログラムが歓迎されるだろう。だが，プログラムの課題を順調に遂行することに期待が寄りすぎ，心の作業の側面，そして，「グループ」が重視してきた対人的相互作用のパワーが軽視されることは，危険とまではいわずとも，もったいない。グループがうまくいかなくなる事態の理解や，それを乗り越える方法のヒントは，対人的相互作用やグループプロセスの理解からもたらされることが多い（コラム②参照）。理論上にとどまらず，実際のスキルを身に着けるには，グループワーカーがグループによるトレーニングを体験することが大変有益である。セラピストは，専門家の仮面をかぶって行う仕事ではない。むしろ，自分の体験に嘘をつかない，本心からの姿勢で運営することが，参加者の心の成長に有益となる。グループ体験では，グループでの事象を，自分の感情に触れながら理解していくことができるとともに，仲間とともに支え合う体験を得ることができる。

　そのような集団精神療法の研修については，第Ⅲ章で扱っている。おわかりいただけるだろうが，この研修は，集団精神療法家を目指す人だけでなく，治療・教育的グループワークに関わる全ての方に役立つものだと信じている。

本書の学びを基にして，それぞれの現場に即したグループを作り（コラム③参照），よりクリエイティブに運営していただくことを願っている。

　なお本書は，集団精神療法の「総論」のミニマム・エッセンシャルズを扱うことを目指すため，サイコドラマ，ダンスなどのアクションメソッド，アートや音楽などの芸術系のグループ，エンカウンターグループなどはここで扱っていない。同様の理由で，児童・青年期とその家族へのグループ支援も扱っていない。そのことをお断りするとともに，繰り返しになるが，それらもそれぞれ有益なグループであることを繰り返しておく。そのうちいくつかは今後刊行予定（時期未定）の「各論編」で扱いたい。

第 1 章

グループの始め方・進め方

西村　馨・岡島美朗・鎌田明日香・関　百合

ここでは，集団精神療法になじみがない方，初学者の方のために，集団精神療法を実際にどう行うかについて概説する。まず「始め方」，次に「運営」，そして「研修」について論じる。

I　グループの始め方

1．グループをどう組み立てるか？　土台作り

　患者／クライエントと，治療者がいれば二者の合意で開始できる個人精神療法と異なり，グループでの臨床には参加者が複数おり，治療者や機関・施設の関係者が複数にわたることも多く，「場」の土台を作り，設定していく作業にエネルギーを費やすことが必要になる。この設定はグループデザインと呼ばれる非常に重要な手続きである。「誰を対象に」「何を目的に」「誰が」「何を，どのように」「いつ，どこで」やるのかといった一つ一つのパラメーターは，グループの成否を左右するものであり，綿密に設定していかねばならない。例えば，「誰を対象に」一つをとっても，入院状況の場合，入院直後に必要な事柄と退院準備に必要なものは異なり，どの段階にいる人々を対象とするのかは大きな問題であろう。児童の入所施設の場合，中学生だけなのか小学生も入れるのか，何人でやるのか，男女混合なのか別なのかなど，さまざまな選択肢がある。

　ほかのさまざまな治療法と同様，集団療法も効果のエビデンスを提示する

ことが求められ，さまざまな効果性が示されている（Leszcz, 2018）。だが，効果を示したグループの構造や方法を別の現場で同じように再現できるのかというと，現実には難しい。その現場のニーズを踏まえ，「適切にデザインされた」グループを「適切に運営する」ことで効果がもたらされるというヤーロム（Yalom, 1983）の指摘を心にとめることは重要である。現場のニーズを踏まえ，最も適切で，最も現実的な設定を構想することが求められる。

さらに言えば，デザインされたグループが期待された効果性を発揮するためには，セラピストによる適切な介入はもちろんだが，そのグループの「土台」がしっかりしている必要がある。つまり，セラピストがやろうとしているそのグループが，同僚，他職種，管理職から理解され，支持されていることが極めて重要である。アメリカ集団精神療法学会（American Group Psychotherapy Association：AGPA）は「実践ガイドライン」を刊行している（AGPA, 2007）。その最初の章に，組織の中でグループを立ち上げるまでに，グループの必要性を周囲に「教育」していく必要が切々と（と言ってよいほどに）述べられている。単に管理職の理解だけでなく，病棟において看護職の理解を得ることが非常に重要であるといったことは，経験者なら首肯されるところであろう。別の見方をすれば，そのような同僚の現在の大変さやニードを理解して支援を行うこと，どのようなグループならば彼らに応えられるのかを考え，提案し，ともに練り上げていくことは，のちに支持される「土台」となり，グループの効果性を押し上げてくれるだろう。

さまざまな職種がそれぞれの役割を生かしながら，連携してグループを生かしていけると理想的である（例えば，病棟の看護師が困っている事項を聞き取り，それに対応する「心理教育グループ」を立ち上げる。その際，看護師には患者を参加させるのを手伝ってもらう一方で，グループの趣旨を教えて観察すべき変化のポイントを伝え，患者の病棟での様子をフィードバックしてもらう，といったやりとりや連携があり得るだろう）。そのように，病棟や組織全体がグループを支援するものになっていくならば，全体の治療環境の質が向上することになるであろう。

さらに言えば，患者，施設利用者との対話を重視し，その主体性を尊重す

る風土を醸成していくことにつながれば，一見面倒なことが生じているようでいても，生き生きとしたやりとりが展開する場となる。それが治療共同体（後述）の理想とするところである。施設の管理者から，経済的理由で特定の目的を持ったグループの実践を求められることがあるかもしれない。そういう場合であっても，そのグループの成果を高めるコツ，押さえておくべきポイントとして，標準的手続きを理解しておくことが有益である。

2．グループの種類と目的

　一口にグループと言っても，目的や対象のクライエント，実施する環境はさまざまであって，グループを開催するこれらの事情によって適切な運営方法は異なる。グループの運営を検討するにあたり，ここでは目的別にグループの類型をあげてみる。

　トーズランドとライバス（Toseland & Rivas, 1998）は，グループワークを課題グループと治療グループに大別している。課題グループは，組織的な問題への解決策を見出したり，新たな考えを生み出したり，何らかの意思決定を行うのに用いられるグループである。職場のチーム会議，ケースカンファレンス，学会などの企画運営委員会，組織の理事会などが含まれる。

　一方，治療グループにもさまざまな種類があるが，ここでは代表的な4種類の目的と具体例を挙げる。

1）精神力動的または対人関係重視のグループ

　精神的苦痛の緩和や，自分自身あるいは他者をよりよく理解することを通して，その人の社会的機能を改善することを目指すグループであり，狭義の集団精神療法（group psychotherapy）である。個人の精神療法がそうであるように，明瞭な契約や目標を取り交わした上で行う精神療法の一つである。通常は，およそ7±2人からなる小集団で行う。多くの場合言語を媒介としており，訓練を経た専門家によって導入，実践，評価される。

2）心理教育的グループ

さまざまな事実や状況，疾病などの情報を提供したり，精神的苦痛に対処するための方法や技術を習得させたりすることを目的としたグループ。前者には疾病に関する教育や，出産を予定するカップルの準備のためのグループが，後者には認知行動療法，対人関係療法などの構造化されたプログラムがあるグループが含まれる。

3）サポートグループ

参加者が特定の主題（身体疾患，災害体験，職業生活，学業など）について体験を共有し，支え合い，苦痛を和らげ，孤独を和らげることを目的としたグループである。さまざまな疾患や障害の当事者によるセルフヘルプグループをはじめ，ストレスの多い職業につく人同士の支え合いのグループなどが含まれる。セルフヘルプグループは，各種の「患者会」や「親の会」，あるいはアルコール依存症のためのAA，断酒会など，さらには各種の精神障害者，発達障害者，犯罪被害者などのグループなどが発展，普及している。

4）施設やプログラムの一部としてのグループ

治療，教育などを行う施設において，生活やスケジュールに組み込まれているグループの運営は，独自に考える必要があるだろう。精神科病棟のコミュニティ・ミーティング，デイケアの全体ミーティングなどがこれに当たる。コミュニティ・ミーティングは，グループによる伝統的な支援法としての治療共同体の中心に位置づけられている。治療共同体とは，患者，スタッフすべての人が生活する集団を一つのダイナミックな有機体ととらえ，そこで生じるさまざまな事柄を，コミュニティ全体の問題として考えようとする実践である。患者（メンバー）一人一人が主体的に関わる民主的な組織運営は，症状や問題を大きく改善することがある。

これらは理念的な類型であり，現実にはいずれにもあてはまらないものや中間的な形態のグループもある。ただ，いずれの場合にも，グループの目的を考慮してセッティングや運営の仕方を決めることは重要である。

3. グループのパラメーター

上記の各グループの目的に沿った形で，時間・期間・頻度，活動内容（言語／非言語），対象・人数といったパラメーターが調整される。その概要を表1に示した。

表1　典型的なグループのタイプとメンバー導入の仕方（西村，2019 を一部改変）

タイプ	形式	グループサイズ	新メンバー導入の時期	参加者の事前準備と契約
精神力動的，対人関係重視グループ	オープン	7±2人の小集団が多い（メンバー構成を慎重に検討する）	欠員が出たとき。メンバーはゆっくり入れ替わる	入念な準備が必要
心理教育グループ	クローズド	小集団，中集団	新ターム開始時	ある程度準備が必要
サポートグループ	オープン／クローズド	小集団，中集団（メンバー構成をさほど検討しない）	随時。メンバーは徐々に入れ替わる	望ましいが必ずしも必要ない
コミュニティ・ミーティング	オープン	大集団（その組織にいる人は誰も出入りできる）	随時。メンバーは徐々に入れ替わる	特別な準備は不要

グループのサイズ：小集団は通常7±2人程度，中集団は10〜20人程度，大集団はおおよそ30名以上だが，数百人で行うものもある。

リーダー[注]**の数**：欧米の文献では，小集団の場合1名で行うことが多いが，2名の共同治療者（コ・セラピスト）が協働することもある。日本では，中集団やコミュニティ・ミーティングで3名以上のコンダクターが入る場合もあるが，多職種で連携しつつ役割分担するとともに，メンバーとの違いを明確にしておく必要がある。

セッションの時間：複数のメンバーが一定程度の発言ができるために個人療

注）名称は流派によって異なる。集団精神療法の場合はセラピストと呼ばれるが，グループ・アナリシスではコンダクター，エンカウンターグループではファシリテーター，より一般的には（グループ）リーダーと呼ばれる。

法より長くなり90分程度である場合が多い。だが緊張が強いメンバーが多いときなどの場合少し短く45〜60分にしたりするなどの調整もあり得る。

頻度：精神療法としては週1回を確保したい（週に複数回行う場合もある）。個人療法週1回と集団精神療法週1回を組み合わせる場合もある。心理教育や訓練を目的とした継続グループの場合，月1回ということも少なくない。

期間：グループには時間制限があるものと，誰かが去れば別の誰かが入り，ずっと継続するグループがある（臨床機関内で行われている場合，セラピストが去っても別のセラピストが担当することがある）。精神療法としては，クライエントが満足する改善に至るところまで継続することが標準であろう。そうなると，グループを去るまで数カ月から数年の時間がかかる。新たなメンバーが加わるのは，誰かが去ったときとなり，メンバーがゆっくりと入れ替わることになる。一方，時間制限式の時間は幅広い。3，4セッションで終わるもの，数日〜2週間程度の合宿形式で数セッション，10セッション以上を重ねるもの，あるいは週1回で12週間から半年などである。
　途中でメンバー変更のないものをクローズドグループといい，メンバーを入れ替えながら継続するグループをオープングループと呼ぶ（ゆっくりメンバーが変わるという意味でスロー・オープングループと呼ばれることも多い）。「自由参加」という意味ではないことに注意を要する。

進め方の形式：集団精神療法は，伝統的には，テーマや司会を定めない，自由な会話の場を提供するものであった。それに対して，非言語的な素材，例えば絵画，ダンス・ムーブメント，音楽などを用いて自己表現や相互作用の促進を図るグループがある。また，構成的グループエンカウンターのように，構造化された言語的，非言語的エクササイズを行うタイプのグループもある。いずれの場合も，対人交流，関係性の深まりを通して，自己表現，自己探求を行うところにグループセラピーとしての焦点がある。

4．メンバーの構成

　メンバーの構成は，対人交流を促進するための重要な要素である。特定のグループにどのようなメンバーが入るのか，どう選定して，どう導入するのかは，しばしば軽視されがちだが，非常に重要で，ときに難しい問題である。

　グループ構成の話に入る前に，タイプを問わず共通する重要なポイントが一つある。それは，メンバーが「いられる」グループを作ることである。ごく当然かもしれないが，この点については，多くの人が集団療法について誤解を持っているためである。すなわち，「グループだと『みんな一緒』というプレッシャーでつぶされてしまう」「対人不安がとても強く，グループは無理」といった考えである。たしかに，「いつ導入しても」「どんなグループでも」よいわけではない。そのため，その人が入れるグループを選定し，慎重に勧めるべきである。あるいは，その人が他の人といられるように，グループサイズ（規模），時間，グループの目的・目標，そして活動内容を調整していく。そのようにして，どのような感情も受け入れられ，メンバーが各自のやり方で「いられる」グループ（場合によっては，ずっと沈黙していてよい）を作ることで初めて，メンバーは体験的学習を得るのである。「適切なデザイン」を行い，「適切に運営する」とはそういうことである。

　それは単にメンバーを保護するという意味ではない。安全感を体験し，一人一人のメンバーが主体的になれる場を作り出すことである（逆に言えば，入れそうな適切なグループがないならば，無理に入れずに別のプログラムを提供することを考えるべきである）。いわば問題解決の主体となり，自分自身のことに対してはもちろん，自分の置かれた場に対して主体的に取り組んでいくことを目指すのである。画一性や二分法による思考とは真逆である。近年，短期で明瞭な「治療効果」を追求する流れが強い。だが，精神療法の基本は，患者・クライエント本人の主体性，意欲があって初めて意味を成すものである。安心していられるグループでの対人交流は，個人の主体性を最も引き出す可能性のあるものであることを強調しておきたい。

集団精神療法の対象：集団精神療法は，どのような問題を示すクライエント

にも有効であると考えられているが，とりわけ，対人関係の問題を表すクライエントに適応する。対人関係の認識が高くなく，内省的というよりも行動志向的な人，あるいは，強烈な依存を示す人，逆に，対人関係が不毛なものになりやすい人は，グループでの，またメンバー同士の，情動的刺激が有益に働くだろう。どの対象を除外すべきか，という問いに絶対的解はない。例えば，同じ問題を抱えた人ばかりでグループを構成するなど，工夫によって効果をあげる可能性があるためである。

グループの形成（同質グループ，異質グループ）：グループを作る際，まず，問題や主訴を同種，同質にしたグループか，問題や主訴を多様，異質なものにしたグループのどちらにするかを決める必要がある。伝統的には，外来設定で行われる小集団精神療法は異質グループを中心として発展してきた。一方，問題の同質なグループの代表的として，うつ病，アルコール依存症，摂食障害，虐待のトラウマを抱えた人々などのものがある。近年，エビデンスに基づく治療の普及もあり，同質グループの比率は高まっている感がある。

　なお，統合失調症は伝統的に同質グループの典型例であり，内面を探求していくものよりもサポートを中心にしたものが有益である。

メンバーの組み合わせ：一般に，自我機能水準（病理水準，知能水準を含む），社会経済的背景などをある程度同質にしておき，パーソナリティや対人関係スタイルを多様なものにすることが推奨される。候補者それぞれにとって誰が一緒にいることで対人学習が豊かになるのかを考えるのである。パーソナリティや対人関係スタイルが多様になると，メンバー間の学びが豊かになるためである。例えば，内向的メンバーは外向的メンバーから積極的関わりを学べる一方，外向的メンバーは内向的メンバーから熟慮や繊細な感情表現を学べるかもしれない。とはいえ，それも一つの要因に過ぎず，お互いの交流が濃密になることがより重要である。その意味で，熱心に関与していき，心理状態の表現が上手なメンバーを守ることでグループ

が発展する可能性が高くなる（Yalom & Leszcz, 2005）。
　なお，児童，思春期の場合は年齢の幅をあまり広げない方がよく，性別も男女別がよいとする考えもある（Aronson & Scheidlinger, 2003）。性別や性に関わるデリケートな内容が中心テーマになる場合は男女別の方がよいだろうが，男女混合の方が視野を広げるというメリットがある。成人においても，同様のことが言える。
　このような手続きは理想的なものかもしれないし，デイケア，教育相談，一般的なグループワークでは，そもそもメンバー選定や組み合わせという発想があまりないかもしれない。だが，そのグループはどういうことをねらっているのか，参加者のどのような課題がどのように改善する可能性があるかについて整理し，患者と話し合うことは，グループの効果を高めやすく，またセラピストの資質向上にも寄与するであろう。

II　グループの運営

　はじめてグループに参加したが，何をするのか見当もつかない。開始時間になると，コンダクターが「始めます。どなたからでも，どんなことでもどうぞ」と宣言する。その後，沈黙が続く中，発言していいものかどうかわからず，緊張してくる。あるメンバーが発言するが，それに対して他のメンバーも，コンダクターも何も言わない。なんとも居心地が悪くなっていく……。
　集団精神療法の経験が浅い時期に，このような体験をした人もいるのではないだろうか？　このように生じる初期不安は，グループが進むうえで重要な要素であるが，その重要さが実感されないまま，グループ嫌いになってしまった人もいるかもしれない。
　集団精神療法が精神療法である以上，治療者は参加したメンバーのできるだけ多くがこの治療に適合し，効果が上がるよう努力すべきである。治療の過程でクライエントに心理的苦痛が生じることは可能な限り避けるべきだし，苦痛が治療にとって不可避なのであれば，その理由を説明し，それによって治療が進展する見通しを伝えることが必要なはずである。

また，集団精神療法において重視されることが多いルールについても，あらためて考えてみる必要がある。「時間厳守」や「グループの話を外に持ち出さない」ことは，どれだけ厳密に守られるべきなのだろうか？

　例えば，ある職種のメンバーが集まり，日々の苦労を話し合うサポートグループにおいて，予想しない残業によって開始時間に遅れたメンバーは，グループに参加すべきではないのだろうか？　あるいは，心理教育的グループで学んだ内容を，メンバー以外の自分を支援してくれる人と話し合うことは許されないのだろうか？

　ここでは，このようなグループについての素朴な疑問を念頭に置きながら，グループを実際に導入し，運営するにあたって，考えるべき事項を論じたい。

1．グループの治療要因

　グループがなぜ，どのように有益なのかについて，ヤーロムの治療要因は，網羅的に説明するものである（表2）。この治療要因には精神分析的な要因（自己理解，原家族経験のやり直しなど）といったものもあれば，行動論的要因（ソーシャルスキルの発達，模倣行動など）もあり，さらにはヒューマニスティックな要因（実存的要因）も含まれている。またこの13の要因を見ると，個人療法にも見られるもの（自己理解，カタルシスなど）もあれば，グループ作業に特有なもの（普遍性，愛他主義，対人学習，模倣行動など）もある。実際，グループへの参加者は，変化の要因として，高度の関係性，風土，他者に焦点を当てたプロセスを個人療法に比べて多く挙げた（Holmes & Kivlighan, 2000）。このことは，対人交流が治療的に働くことを雄弁に示している。

　これらの要因は，並列的に存在しているのではなく，基盤的な要因とその結果活性化するものがあることが知られており，いわば階層的に機能している（後述）。

2．グループに共通する治療要因としての治療関係—凝集性の意義

　アメリカ心理学会は，ガイドラインなどに取り入れられている，エビデン

表2　グループの治療要因（Yalom & Leszcz, 2005 に基づく）

治療要因	定　義
普遍性	他のメンバーも自分と同様の感情，考え，問題を持っていると認識すること
愛他主義	他のメンバーを援助することを通じて自己評価を高めること
希望をもたらすこと	他のメンバーの成功によって，自分の改善を楽観視できると認識すること
情報の伝達	セラピストやメンバーによって提供される教示や助言
原家族経験のやり直し	危機的な家族力動をグループメンバーとの間で再体験して修正すること
ソーシャルスキルの発達	グループが適応的で効果的なコミュニケーションを育む環境をメンバーに提供すること
模倣行動	他のメンバーの自己探求，ワーキングスルー*，人格成長を観察することを通して，自分の知識や技能を伸ばすこと
凝集性	信頼感，所属感，一体感を体験すること
実存的要因	人生上の決断に対する責任を受け入れること
カタルシス	現在，過去の経験についての強い感情を解放すること
対人学習：インプット	他のメンバーからのフィードバックを通して，自分の対人的影響に関する洞察を得ること
対人学習：アウトプット	グループという環境の中で，より適応的な方法で関わりあえるようになっていくこと
自己理解	自分の行動や情動的反応の奥にある心理的動機についての洞察を得ること

＊過去からの未解決の心理的課題をやりきること，克服すること

スのある治療（Empirically Supported Treatment：EST）においては，一見，治療者や患者の個性，治療関係などが捨象されて画一化されているように見えるが，実際に治療効果を挙げるにはこれらの要素が重要であるとの認識から，エビデンスのある治療関係を検討するタスクフォース（Task Force on Empirically Supported Therapy Relationship：ESR）を立ち上げた（Norcross, 2002）。そこでは，特に有効な要素として，治療同盟，グループにおける凝集性，共感，治療目標の共有および協力の4つが抽出された（American Psychological Association Steering Committee, 2002）。これは精神療法一

般に適用されるもので，当然集団精神療法にも当てはまる。

　このうち，治療同盟と目標の共有および協力は，グループの事前準備において考慮されるべきである。治療同盟が形成されていると，治療の効果が上がりやすいとされているが，集団精神療法においては，事前準備こそが治療同盟と後の凝集性に重要であることが指摘されている。

　そのため，グループにどういうメンバーを入れるのかを判断する際，事前の諸手続きによって治療同盟が形成できる患者・クライエントであることがよいと言われている（AGPA, 2007）。具体的には，メンバー候補者と（理想的には）グループの担当者が会う準備面接を用意し，グループの進め方，期待される効果やリスクなどを説明するとともに，患者・クライエントの課題，ニード，グループでできること，目標，具体的に取り組むべきことなどを明確にする。

　治療計画を作成する観点からいえば，事前準備の過程では，グループにおいて何をすることが有意義であるかをよく検討するのがよいだろう。事前に予想されたことがグループで実際に生じたときに，それが取り組むべき課題であることを思い出させ，ともに考える，その土台を作るのである。例えば，ある抑うつ的患者・クライエントの場合，背後に，自己主張を怖がり，対人葛藤を回避しがちな対人関係パターンがあった（それが面接中のエピソードから見いだされる場合もあれば，その面接での面接者との関わりの様子から見いだされることもある）。グループでは，このような対人場面が起こることをあらかじめ視野に入れ，それが起こった時に，その事象を詳細に検討し，率直に自己表現することを課題とするのである。患者・クライエントの課題を対人関係の具体的パターンのレベルで理解し，共有しておくことは治療作業の密度を高め，方向付けやすくする。インフォームドコンセントを得ることを含めたそのような話し合いと，合意形成の過程自体が治療的な営みなのであり，重要な部分である。

　そのような事前準備作業は，グループ作業の見通しを与えるとともに，セラピストへの信頼感を醸成する。そして，それらが治療同盟となる。つまり，できることを共有することで治療作業の具体的イメージを与え，その作業自体が信頼関係の土台にもなる。これが治療同盟の形成の第一歩である。この

作業がスムーズに展開すれば，その分グループの運営はやりやすくなる。反対に，セラピストがグループ初心者の場合は，共同作業しやすいと感じるメンバーでグループを始めることが推奨される。

　グループに入ることによって知らない人にさらされ，ストレスフルで刺激的な体験が生じかねない。だがセラピストとの同盟が確立されていると，グループに入っていくハードルが下がる。個人療法に比べて治療者との直接のやり取りが少なくなる集団精神療法においては，治療目標についてのセラピストとクライエントの相互理解が，同盟を形作り，クライエントが集団という厳しい治療形態に取り組むのを支えることになる。

　先のグループの治療要因の中でも，基盤的要因として強調されているのが凝集性である。あらゆる精神療法において治療効果に及ぼす共通要因として関係性が注目されてきたが，グループにおいては凝集性がその働きを果たす。構造的には，凝集性は，個人内凝集性，グループ内凝集性，対人関係的凝集性に分けることができる。個人内凝集性はグループに所属し，受け入れられていると感じ，グループに関わり，献身していると感じていることで，これがあるメンバーほど症状の改善が生じる。グループ内凝集性は，グループレベルの魅力や親和性と関連しており，相互につながり，信頼し，支え，ケアし，学びを得るように刺激し合い，グループの「作業」に集合的に関わっていくことなどである。さらに対人関係的凝集性とは，メンバー間に生じるポジティブなやり取りに関わるものである（Burlingame et al., 2002）。また，凝集性自体が治療要因であるが，それにとどまらず，他の治療要因を促進するものとされている。

　こうしたことから，グループのとりわけ初期に凝集性を醸成することは非常に重要である。その観点から，「グループ構造を活用すること」（事前準備，初期過程，メンバー構成），「言語的相互作用でのポイント」（リーダーのフィードバック，そのタイミングと口調），「情動的風土を確立，維持すること」（リーダーの感情調整，メンバーの感情表現への関心）といった諸原則が提案されている（Burlingame et al., 2002）。グループを，治療的で，生き生きした情動のやり取りが行われるものにするために，こうした，構造，手続き，関わ

りのすべてに気を配り、活用していくことができるのである。

　言うまでもないが、共感もまた、すべての精神療法において重要な要素であり、集団精神療法も例外ではない。ロジャーズ（Rogers, 1980）によれば共感は、「クライエントの思考、感覚と苦悩をクライエントの視点から理解する敏感な能力と意欲」と定義されるが、治療者が知らないクライエントの世界を理解しようとする、注意深く謙虚な姿勢は、集団精神療法においても必須であると言える。

3．グループの種類から見た運営の戦略

　ここでは、既述のグループの種類ごとに運営の戦略を概説する。

　まず、比較のために課題グループから述べる。課題グループでは特定の課題が設定され、それについての討論に焦点化され、進行はしばしば形式的・規則的である。メンバーは課題を議論し、解決する目的で集められ、ときには所属する部門を代表していることもある。自由に意見交換をするために守秘義務を求められることもあるが、意思決定の透明性を保つために、グループの内容を開示する場合もある。グループの、特に意思決定に至るプロセスを理解するために、力動的な見方が有用なこともあるが、グループの目的はあくまで課題に現実的に対処し、解決することである。

　次に、治療グループの4タイプについて、典型的な運営の戦略を述べる。

1）精神力動的または対人関係重視のグループ

　グループセッションでは自由に話し合うことが基本で、テーマやスケジュールなど構造化された要素は少ない。リーダーはメンバーの自主性を重視し、メンバー間のやりとりを促して、転移を扱うこともある。グループでは不安をすぐに解消せず、自己理解を進めるために利用する。それだけに、グループでの安全感が保たれるよう留意する必要がある。メンバーの選定には事前に十分な面接をすることが望ましく、自律性とともにグループへの適性が吟味される。メンバーは時間を守って常に参加すること、守秘義務を守ることが求められる。さらに、メンバー間の感情の動きをグループの中で扱

うために，グループ以外でのメンバー間の交流は禁じられることが多い。時間，守秘義務，行動化の禁止といった事項は，グループのグラウンドルールと呼ばれる。なぜグラウンドルールがあるのか，それを守らせるよう働きかけることがセラピストの仕事なのか？　この疑問に答えるためには，バウンダリー（boundary）と力動的管理（dynamic administration）について考えることが有用である。この二つは力動的・対人関係的なグループでは欠かせない治療的要素であるが，他の種類のグループにおいても重要な意味をもちうる概念である。

　バウンダリーとは，グループの内と外を分ける境界のことで，グループがいつ，どこで行われるかを明確にするとともに，グループに属する人とそうでない人を分けること，すなわちメンバーシップとも深くつながっている。バウンダリーが守られるほど，メンバー間の凝集性は高まるとされており，バウンダリーには治療的な意味が大きい。バウンダリーにはグループが開かれる時間，場所のほか，守秘義務，グループ外交流の禁止などの取り決めも含まれるが，それによってメンバーに安全な空間に抱えられている内的な感覚を与えるという心理学的な意味がある。したがって，例えばグループに遅刻するなどのバウンダリーの侵犯も，単に戒めたり，遵守を求めたりするのではなく，遅れてきた人自身と他のメンバーにとってどのような意味があるのかに関心を向けるようにすべきである。ルールがやぶられることを期待し，それを起点に理解を試みるのが治療だという考え方さえある（Ormont, 1992）。グラウンドルールをセラピストが設定するのではなく，メンバーと話し合って決めるというやり方もある。ともあれ，このような実際のセッティングや環境と精神力動とに強い関連があるとする見方を，力動的管理と呼ぶ。

2）心理教育的グループ

　グループは一定の手順，予定に従って進み，それに基づくメンバー間の交流も行われるが，メンバー間の交流によっておこる凝集性と，プログラムの課題を進めることとのバランスを考える必要がある。プログラムを進めるために，リーダーが主導権をもってグループを運営する。参加メンバーは広く

募集され，適性はさほど厳密には求められない。メンバーは予定を守ることが必要だが，グループ外でホームワークを課されることもあり，バウンダリーは厳しくない。グループで生じた不安は，和らげるよう対処される。守秘義務を守ることを求められることもあるが，情報提供を目的としたグループでは厳密ではないこともある。グループ外でのメンバー同士の交流は許容されることが多く，情報を共有し，習得するためには奨励されることもある。

3）サポートグループ

セッションでは，メンバーが自身の体験を語ることが中心で，それに共感したり，現実的な助言がなされたりすることはあるが，その場の対人相互作用が取り上げられることは少ない。グループによっては，「言いっぱなし，聞きっぱなし」というようなルールが定められることもあるが，構造化は少ない。リーダーは専門家以外が担うこともあり，共感的理解と相互援助を促進するよう働きかける。バウンダリーは厳格でなく，グループへの参加はメンバーの自主性に委ねられる。守秘義務は求められない場合もあり，グループ外でのメンバーの交流は望ましいとされることもある。

4）施設やプログラムの一部としてのグループ

グループでは，その施設での生活上の事象や決めごと，困りごとなどが話し合われ，その背景にメンバーの心理的な動きが透けて見えることもあるが，ややもすると形式的な，型にはまった内容になってしまう場合もある。メンバーは自らの意志で参加しているとは限らず，不安・不満が高まると退席したり，セッションを欠席したりすることになりかねない。

リーダーは現実的な問題に対応しつつ，グループの不安や緊張が過度に高まらないようにすべきである。多くのメンバーが率直，積極的に参加できるよう，公平で，かつ少数意見を無視しないような民主的運営が望ましい。守秘性を厳密に維持するよりも，グループでのことを施設に報告し，処遇に活用することの方が意味がある場合もある。

4．併行治療

　集団精神療法のクライエントは，他の治療法やプログラムに併行して参加していることが多いだろう。例えば，外来で個人療法と集団療法および家族療法を組み合わることができるし，入院や施設の場合，小集団セラピーグループ，心理教育グループ，コミュニティ・ミーティングといった複数のグループに参加できることもある。それらさまざまな方法は，全体として効果的に機能するものでなければなるまい。そのためには，それぞれの方法に期待されることが矛盾することなく，また冗長にならず，効果的な相乗効果をもたらすように配慮しなければならない。

　個人療法と集団療法の組み合わせについて触れる。集団療法は，比較的対人関係や相互作用に焦点を当てて改善をねらうのに対し，個人療法は，比較的心の中のことを内省する方向を持ちやすい。これらの違いを踏まえたうえで，両者を組み合わせることは効果的である。個人療法のクライエントに対して，対人関係体験による学習を期待して，集団療法を加えることはよくある。逆に，集団療法のメンバーの不安を個人療法で支え，脱落を防ぐということもある。あるいは，グループで語られた重要な事項をより深く検討するために個人療法が導入されることもある。

　その際，個人療法と集団療法の治療者が同じであるべきかという問いが生まれる。治療者が異なる場合をコンジョイント形式とよび，同一の場合をコンバインド形式とよぶ。コンジョイント形式の場合は，治療者同士の相互尊敬と情報交換（もちろんクライエントの了承を得た上での）が重要になってくる。クライエントの状況について，特に悪化したり問題が発生したりした時，治療者間に不信感が発生しやすい。そのようなときにこそ協力して事に当たらねばならないため，情報交換は不可欠である。コンバインド形式では，個人療法と集団療法の治療者が同一であるため，別の個人療法を受けているクライエントを入れないのが原則であるとされている。

　それぞれの療法の守秘性のバウンダリーについて付言しておく。原則的に，個人のことは個人で，グループのことはグループで扱う。ただし，グループで体験したことを個人療法で深めることはあるだろう。逆に，個人療法が集

団療法の補助的役割を担っている場合，グループでの問題を個人療法で検討し，グループセッションでできることを整理して，グループで扱っていくことを助けることもある。コンバインド形式の場合，セラピストが個人療法でのことをグループに無断で持ち出してはならない。

5．グループ発達にそったグループの運営

すでに述べたように，グループの目的や対象によって，さらにグループの頻度や期間，さらにはオープングループかクローズドグループか，期間限定かオープンエンドかによっても，運営の仕方はさまざまであり，一様には論じられない。しかし，どんなグループでもその中での出会い，交流，別れがあり，それに応じて必要な運営の要素はあるように思われる。ここでは，便宜的にグループの初期，中期，終結期に分けて運営の概略を記述したい。

1）初期

グループが形成され，セッションが始められたばかりの時期は，メンバーの不安が強く，安全感を試すように接近－回避的といわれる行動が見られることが多い。沈黙が続く中，何人かのメンバーが，自分の行動が正しいかどうか確かめるようにぽつりぽつりと発言し，それに反応するメンバーがいても，発言は続かず，途絶えがちになる。リーダーに依存的になることが多く，反応をうかがう様子が見られるかもしれない。リーダーはこの時期に，過度に不安が高まらないようにし，信頼感を醸成する必要がある。当初はメンバー間のやり取りに任せず，発言にリーダーが反応してメンバーが積極的にグループに関与することを促すことがメンバーに安心感を与える。この時期は，メンバーの相違点よりは，共通点に目を向けたほうがよいかもしれない。

多くのメンバーがグループに関与し始めたら，グループの規範を確立するよう心がけるべきである。グループの目的に合わせて，リーダーはメンバーの言動のうち，何に反応し，何をやりすごすかを取捨選択したり，自らがモデルになるように発言したりして，グループのやりとりがメンバーにとって治療的になるよう方向付けていく。力動的，あるいは対人関係を重視するグ

ループでは，対人フィードバックが活発になるようにするべきであるし，心理教育的グループでは対人交流とともに，教育課題が達成されるよう促すことになる。セルフヘルプグループでは，対人交流よりも，メンバーが均等に発言できることに心を配るかもしれない。グループの規範はさまざまであるが，実際の対人関係がその場で生じるグループの治療上の利点を生かすためには，「今，ここで」のテーマを重視することが有益である。しかし，「今，ここで」は，過去のことやグループ外でのことを語ってはならない，というわけではないことにも留意したほうがいい。グループ外のことであっても，なぜそれがいま語られているのかを（それが逃避的・防衛的意味合いがある可能性も含めて）検討すべきである。

このように，リーダーがグループの方向づけを行うのは，リーダーがグループにおいて権威を持っているからであるが，この時期にはしばしばその権威に対する反発も生じる。自らの発言が取り上げられなかったメンバーは，権威を持つリーダーに怒りを感じ，異議申し立てをするかもしれない。それに対し，リーダーはグループの目的を確認しつつ，メンバーの怒りを受け入れ，できるだけその由来を探求すべきである。それはグループの規範や風土が確立していくプロセスでもある。

2）中期

グループの規範が確立し，グループの課題と作業課題に関する意見が一致して，リーダーが導かなくてもメンバー間のやり取りが活発になってくる。この時期にはグループ力動がさまざまに展開されるもので，リーダーがグループをどのように運営するべきかを一概に論じることはできないが，ルータンら（Rutan et al., 2014）が挙げている，リーダーが焦点を当てる6つの次元を紹介し，リーダーの役割を考えてみたい。

①過去－現在－未来の軸

前述したように，とくに力動的グループでは「今，ここで」に焦点を当てることが治療上有益なことが多いが，現在に影響を及ぼすものとしての過去が重要な場合もある。まず，過去のセッションで起きたことが，メンバーの

成長を促し，のちのグループでの行動に変化を与える場合もあるし，現在のグループでの行動は個人の生活史やグループでの経験を振り返って初めて理解できる場合もある。ただ，無論，過去を話題にすることが今ここでの作業に対する防衛である可能性は考慮しなければならない。また，治療が進んでいくと，グループで得たものを現実の生活に生かせるかどうかに関心が向くことで，未来が話題になることもある。

②グループ全体－対人関係－個人の軸

力動的グループにおけるリーダーの介入の対象は，グループ全体，メンバー対メンバー，あるいはメンバー対リーダーの対人関係，メンバー個人へとの3つに分けられる。一般に，グループ全体に焦点化するビオン－タビストック・アプローチに対し，ヤーロムらの対人関係論においては，メンバー間，あるいはリーダー－メンバー間の転移が主に扱われるという学派による違いはあるが，両者のアプローチ自体に優劣があるわけではない。また，メンバーの一人が精神的な危機に陥った場合などは，あるセッションがそのメンバー個人をめぐって進むこともあるが，リーダーはグループ全体への目配りを忘れないよう配慮すべきである。

③グループ内－グループ外の軸

グループにおける過去の扱いと同様に，グループ外の出来事への関心が，グループ内で起きている強い情動からの逃避と考えられる場合はある。しかし，メンバーはグループ内と同様に，グループ外でも生きている以上，グループ外で起きていることは重要でないとは考えるべきではない。リーダーは柔軟に，グループ外の事象とグループ内の事象とを関連づけることが望ましい。

④情動－認知の軸

力動的なセラピストは，変化するためには認知的洞察では不十分で，情動を感じること，「情動の知」を重視する傾向にあるが，有効な力動的精神療法では，感じることと理解することの組み合わせが重要で，情動と認知の統合がなされるものである。しばしば認知は強い感情を体験したことへの抵抗とみられるが，患者が情動的なデータを得たら，それを認知的に統合することが重要である。

セッションの中で実際に対人関係を体験できることがグループの強みであるが，体験したことを定着させるためには，体験に対する知的な理解が進むように促すことが有効な治療につながる。

⑤プロセス－内容の軸

コミュニケーションの内容は，そのコミュニケーションがどのように生じたかというプロセスとは不可分に結び付いていて，両者は別々には扱えない。内容は，グループにおける対人交流の象徴的な表れ，あるいはプロセスを直接解説するものであり得る。リーダーは常にプロセスに気を配り，「この連想ややりとりはなぜ今起こったのだろう？」と自問することが，しばしば有用な見方を拓くことになる。

⑥洞察－関係の軸

洞察と治療プロセスにおける関係との役割は対極にあって，相互に相容れないものとしばしば考えられてきた。しかし，情動と認知がともに重要であるように，洞察と適切な関係の経験は治療を有効なものにするために必要である。凝集的で，機能的なグループに属して，自分の願いやニーズが認められ，肯定的に応答される経験をすると，メンバーは穏やかになり，成長の機会を得る。こうした関係を経験することは，修正情動体験となり，それだけで十分治療的になる場合もあるが，多くの患者にとっては，その関係を通して自分についての洞察を得ることが必要である。

3）終結期

グループの終結が近づいてくると，メンバーにはさまざまな感情が湧き上がってくる。特に，グループが心理的支えになっていた場合には，治療の終わりが深い対象喪失として経験されるかもしれない。

この時期のグループには二つの課題がある。一つは，湧き上がっている感情が表現され，グループで分かち合われることによって，その感情がコンテインされることである。もう一つは，グループ終結後に向けて準備をすることである。リーダーはグループ経過の体系的な振り返りと評価を促し，グループによって得たものを今後の生活にどう生かすかなどの計画を立てるよう促

す必要がある。

6．グループで生じる独特の現象

1）サブグループ化

　グループの中で，メンバーの一部のあいだに強い関係ができ，他のメンバーから区別できるようになる現象である。一般的には，グループによって引き起こされた不安に対処するために「私たち」と「あの人たち」に分極化させたり，自分たちの否定的側面を他のメンバーに投影したりすることにより生じ，作業達成を妨げる防衛的解決と考えられる。しかし，システム・センタード・アプローチ（Agazarian, 2001）においては，メンバーの共通点に基づいて積極的にサブグループを形成させ，共通するものの中の異なるものをサブグループの中で追究したり，一見異なるものの中の似ているものをサブグループ間で追究したりすることを通してグループの発達を促進する機能的サブグループ化という手法が治療に用いられている。

2）基底的想定グループ

　ビオン（Bion, 1961）は，グループが目的に従って，課題に向けて現実的に作業をする側面を作動グループと呼び，作動グループ活動がときに特定の衝動や幻想に突き動かされることによって妨げられることを見出した。精神分析の用語でいえば，作動グループが自我にあたるのに対し，グループの無意識に相当するもので，その衝動や幻想に動かされているグループを基底的想定グループと呼んだ。ビオンは基底的想定グループとして，グループはリーダーによって守られ，すべての仕事がリーダーによって遂行されることを期待する依存グループ，グループの内部あるいは外部に敵がいるから戦うか逃げるかしなければならないと確信する闘争－逃走グループ，一対のメンバーが何か新しいものを生み出し，それがグループを救うと考えるつがいグループの3つを挙げている。しかし，グループの無意識の動きはこの3つで尽くされるとは限らず，例えばホッパー（Hopper, 2003）は第4の基底的想定として非凝集：集合化／塊状化を挙げている。

3）スケープゴーティング

スケープゴーティングとは，グループの中のあるメンバーが過度に批判や非難を受ける対象となることで，グループの規範から外れやすいメンバーや，傷つきやすく，弱いメンバーがスケープゴートになりやすいとされる。スケープゴートが生まれることによって，脅威などの不快な情動が覆い隠されるように，グループの防衛として機能することがある。セラピストは，グループ内で隠され，防衛された情動がどのようなものであるか，考える必要がある。

学説の中では，スケープゴーティングが生じるメカニズムを投影同一化だとする見方が支配的である。つまり，あるメンバーが持つ不快で受け入れがたい部分が他のメンバーに投影され，投影されたメンバーは自身がその受け入れがたい特質を持っているようにふるまう，というものである。そして，しばしばセラピストも投影同一化に巻き込まれることが指摘されている。

Ⅲ　集団精神療法の研修

1．はじめのいっぽ

本章を読んで，集団精神療法を学ぼうと思ったならば，さらに文献を読むのも大切だが，思いきって日本集団精神療法学会（以下，JAGPとする）主催の「基礎講座」や「初心者向け体験グループ」に参加してみてほしい。文献の行間からは読み取れないような集団精神療法の生き生きとしたエッセンスを身をもって体験することができる。JAGPでは，会員や集団精神療法に関心をもつ人の教育研修に関する事業を行う教育研修システムを設置し，体験グループや事例検討および講義を内容とする年次学術大会のプレコングレス，秋の研修会などを開催している。

もしくは，各地域で開催されている自主的な研究会に足を運ぶのも良いだろう（JAGP公式ウェブサイトの各地の研究会のページが参考になる）。教育研修システムはそのはじまりにおいて，「私的または公的な集団精神療法研修が盛んに行われるように援助育成することを本務」（鈴木, 1999）とした。現在，サポートを受けたJAGP会員を中心にして全国各地で研究会活動が

盛んに行われている。職種別や，専門領域別に特化した会もあるが，地域ごとにさまざまな立場で「集団療法的」な実践をしている人々が集まって，相互研修の形式で行うものが多い。一人で集団精神療法を学ぶことはできない。まずは，「仲間」を見つけるのが大切である。

　次に，もしもっと学びを深めたいと感じたならば，ぜひ，JAGPに入り，グループサイコセラピスト（GPT）の認定を受けることを考えてみてほしい。GPT認定の道のりはキャンディデイトの登録からはじまる。JAGP会員となってから1年が経過し，JAGP主催の研修会に参加経験があれば登録可能である。その後，2年以上の研修を受けて規定の研修実績を修め，認定スーパーバイザーの面接を受け，審査ののちに，グループサイコセラピストとして認定される。必要な研修実績とは，①体験グループへの参加。参加総時間数24時間以上。②複数のスーパーバイザーによる事例検討および講義を受ける。事例検討には個別のスーパービジョンと，グループでのスーパービジョンを共に含める。総時間数は24時間以上である。

　岡島（2017）は，このJAGP教育研修システムは，精神療法が十分普及していないわが国での集団精神療法研修のminimum requirementであるとし，その上で，訓練で身につけるべき二つの要素を挙げている。①治療状況を管理する能力と，②グループを治療的に進める能力である。これは，マネジメントとリーダーシップと言い換えることもできよう。集団精神療法の治療者は，グループの内と外の両方を見て，そのバウンダリーを統制し，グループの内と外を関連づける複雑な作業を行うことになる（Obholzer & Roberts, 2006）。こういった視点を培うには事例検討，スーパービジョンが大切になる。治療者として機能していく力は，体験グループと講義・事例検討に24時間ずつ参加しさえすれば身につくようなものでは到底ない。成熟したセラピストは進化し続け，一人一人の患者，一つ一つのグループ，自分の仕事のすべてを，学びの経験としてとらえる（Yalom, 1995）のであり，臨床を行う限り継続的に訓練を積む必要がある。認定GPTとは，研修のスタートラインに立ち，歩み出した人たちである。

　グループワーカーの必読書と言われ，版を重ねている『グループサイコセ

ラピー（第4版）（The Theory and Practice of Group Psychotherapy）』の中で，ヤーロム（Yalom, 1995）は，アメリカの包括的訓練プログラムの，教育指導や理論以外の主な要素について，①経験を積んだグループセラピストの実践の観察，②初めて担当するグループのきめ細やかなスーパービジョン，③個人的なグループ体験，④個人的な治療的ワーク（セラピューティックワーク）の4つを挙げている。訓練課程のごく初期に①③④を始めて，数カ月してからグループを作り②を継続的に行うことを勧めている。そして，臨床の場では，基本的なグループでの経験を経た後に，特殊な患者，目標，セラピー技法に取り組むのが賢明だという。十分な研修を行ってから段階的に臨床を行うのは理想的な方法だといえるが，かならずしもわが国では実現可能な現状に適したものとはいえない。

　日本の教育研修システムは，理論学習と体験グループと事例検討を三本柱としている。限られた研修機会は大切にしたい。

　体験グループは，職務上の訓練として仕方なく体験グループに参加するような態度では，効果を得づらい。ヤーロム（Yalom, 1995）は参加者が体験グループに自発的に取り組むことと，訓練としてだけでなく，人間的成長の機会としてとらえる場合に，より効果的になると指摘している。また，ホーウィッツ（Horwitz, 2014）は，長期にわたる，友情のこもった仲間（ピア）グループ・スーパービジョンが精神療法家の成熟と機能の強化に寄与するという。加えて，相田（2006）や髙林（2017）は，セッション後にグループに参加したスタッフ一同でセッションにおいて何が起こったかを検討する「レビュー」の重要性を示している。病院のコミュニティ・ミーティングなどでは，正式なトレーニングを受けていないスタッフと共同でグループを行う場合があるが，レビューが，ピア・スーパービジョンやトレーニンググループとしての機能をもつ可能性がある。

2．治療と訓練をつなぐ

　留意すべきは，わが国では経験者の実践の観察と，個人的な治療的ワークの機会が十分に得られがたいということであろう。

実際の治療・臨床グループに触れることは重要である。なぜなら，治療・臨床グループと，研修・体験グループには構成要素や介入方法の違いがあるからである。高橋（2015）は，体験グループの訓練としての有用性に言及しながらも，わが国では，この二つのグループの移行について積極的に探究されてこなかったことを観察している。そして，治療・臨床グループに研修・体験グループのやり方を誤って適応した場合の潜在的な危険について記している。一例は，先に描写したような体験グループの初期で起こりがちな沈黙を治療グループで濫用することである。患者は見捨てられたと感じ，精神病症状の増悪につながることがある。経験者のグループに陪席したり，共同治療者になったりという機会を得ることが難しければ，少なくとも臨床グループを行う際にできるかぎり早い時点でグループでの，もしくは個人的なスーパービジョンを受けることが推奨されるだろう。

　また，精神療法の訓練のうち，転移と逆転移の扱いが重要な位置を占めるのは個人療法と同様であるが，集団療法では，治療者に複数のメンバーたちが共有した転移感情を向け，公共的性質をもつので，逆転移を扱うことは個人療法よりも困難である。治療者の自己覚知と自己ケアが必須である（AGPA, 2007）。すべての治療者が，ある程度は自己愛の問題傾向をもっている。治療者の自己中心的な欲求が治療関係に入り込んでくる限り，患者の成長と変化への可能性が危うくなる。本来は治療者がグループその他の治療を自ら受ける必要性があることは忘れずにいたいものである。

3．何を学ぶのか

　集団療法家の仕事は，グループ相互作用が，最大限に効果的なものへと誘導されるようなグループ文化を創り出すことである（Yalom, 1995）。

　研修で身につけるべき要素はあまたあるが，究極的には集団療法家としてのありかた，態度かもしれない。グループワーカーの間では「グループを信じる」という言葉が時折浮かび上がることがあるが，これをロジャーズ（Rogers, 1970）のことばを借りると，「私は，自分の促進者としての動き方がグループの生命に重大な意味をもつと信じているが，そのグループ・プロ

セスのほうが私の発言もしくは行動よりもはるかに重要であり，私がそれに介入しなくても，プロセスは展開すると信じている」ということになろうか。これは，はじめからなろうとしてなれる状態ではないし，グループを妄信するということでもない。治療者としての最善の努力をし，多くの経験をし，グループのもつ力や豊かさを実感した結果としての信念・態度だと考えられる。

4．治療者としての成熟とは

　これまで述べてきたように，学びは一生涯続くもので，「習って終わり」ではない。訓練課程には「いかに学ぶかを教える役目」がある（Yalom, 1995）。はじめは「学生」役割だけだったのが，しだいに「研究者」となり，そして「指導者」としての役割も併せもつようになっていくだろう。それは治療者としての成熟の道のりである。ヤーロムの考える指導者の資質に関する記述は道しるべになる。すなわち，最善の証拠に基づいて特定の技法が有効であることを信じるが，新たな知見によってその技法が修正される可能性にも開かれている。そして，さらに進歩への努力と自らの限界を認める誠実さをもち，その誇りを学生にはっきりと示すことである。

　JAGP は，1999 年に教育研修システムを導入した。先生が生徒に教える方法と，先輩・後輩が入り交じって指導しつつ相互に学習，研究を重ね発展する方法，この2つが取り入れられることが理想的ではあるが，わが国では，先生の役割を取れるだけの経験，知識をもつ人材の数が限定されていることを理由に，相互学習／研修が主となった（鈴木，1999）。教育研修システムができて四半世紀が過ぎようとしている現在でも，JAGP 認定のスーパーバイザーの数は横ばい状態で指導者不足が続いている。

　とはいえ，JAGP には「（GPT などの）資格を与える」という権威をもった組織を作ることで，教育研修の内容が形式化し，インスティテューショナリズムに陥る危険性を回避する態度（鈴木，1999）があり，それを反映している側面もある。集団療法のリーダー同様，指導者は，権威を行使することになる。authoritative（「権威・権限をもつ」の意）という言葉と，authoritarian（「権威主義的」の意）という言葉には重要な違いがある。前者

は，権限の源と権限の承認の両方とつながりがあり，その限界も明確である。後者は，権限の源と権限の承認のプロセスから切り離され，すべてが万能的である（Obholzer & Roberts, 2006）。集団精神療法家として指導者として，健康的な権威を行使できる人材がさらに増えていくことが望まれる。それが，優良な集団精神療法が普及し，ひいては社会への貢献につながっていくということではないだろうか。

文献

Agazarian YM（2001）A Systems-Centered Approach to Inpatient Group Psychotherapy. Jessica Kingsley.（鴨澤あかね訳（2015）システム・センタード・アプローチ―機能的サブグループで「今，ここで」を探求する SCT を学ぶ．創元社）

AGPA（2007）Practice Guidelines for Group Psychotherapy.（https://www.agpa.org/home/practice-resources/practice-guidelines-for-group-psychotherapy）（日本集団精神療法学会監訳（2014）AGPA 集団精神療法実践ガイドライン．創元社）

相田信男（2006）実践・精神分析的精神療法―個人療法そして集団療法．金剛出版．

American Psychological Association Steering Committee（2002）Empirically Supported Therapy Relationships : Conclusions and Recommendations of Division 29 Task Force. In : Norcross JC（Ed.）Psychotherapy Relationships That Work：Therapist Contributions and Responsiveness to Patients. pp.441-443. Oxford University Press.

Aronson S & Scheidlinger S（2003）Group Treatment of Adolescents in Context：Outpatient, Inpatient, and School. International Universities Press.

Bion WR（1961）Experiences in Groups：And Other Papers. Basic Books.

Burlingame GM, Fuhriman A & Johnson JE（2002）Cohesion in Group Psychotherapy. In : Norcross JC（Ed.）Psychotherapy Relationships That Work：Therapist Contributions and Responsiveness to Patients. pp.71-89. Oxford University Press.

Holmes EE & Kivlighan DM（2000）Comparison of therapeutic factors in group individual treatment process. Journal of Consulting Psychology, 47（4）；478-484.

Hopper E（2003）Traumatic Experience in the Unconscious Life of Groups：The Fourth Basic Assumption. Jessica Kingsley.

Horwitz L（2014）Listening with the Fourth Ear：Unconscious Dynamics in Analytic Group Psychotherapy. Routledge.（高橋哲郎・権成鉉監修（2021）第四の耳で聴く―集団精神療法における無意識ダイナミクス．木立の文庫）

Leszcz M（2018）The evidence-based group psychotherapist. Psychoanalytic Inquiry, 38（4）；285-298.

西村馨（2019）グループセラピー．（杉原保史・福島哲夫・東斉彰編著）公認心理師標準テキスト 心理学的支援法．pp.208-224. 北大路書房．

Norcross JC (2002) Empirically Supported Therapy Relationships. In : Norcross JC (Ed.) Psychotherapy Relationships That Work：Therapist Contributions and Responsiveness to Patients. pp.3-16. Oxford University Press.

Obholzer A & Roberts VZ (2006) The Unconscious at Work : Individual and Organizational Stress in the Human Service. Routledge.（武井麻子監訳，榊惠子他訳（2014）組織のストレスとコンサルテーション―対人援助サービスと職場の無意識．金剛出版）

岡島美朗（2017）集団精神療法の研修―その minimum requirement について．精神療法，43（5）；641-644.

Ormont LR (1992) The Group Therapy Experience : From Theory to Practice. St. Martin's Press.

Rogers C (1970) Carl Rogers on Encounter Groups. Harper & Row.（畠瀬稔・畠瀬直子（1982）エンカウンターグループ―人間信頼の原点を求めて．創元社）

Rogers C (1980) A Way of Being. Houghton Mifflin.

Rutan J, Stone WN & Shay JJ (1993) Psychodynamic Group Psychotherapy, 5th Edition. Guilford Press.

鈴木純一（1999）集団精神療法学会教育研修システム．（近藤喬一・鈴木純一編）集団精神療法ハンドブック．pp.311-314．金剛出版．

髙林健示（2017）グループワーカーの育成―いかに学ぶかについての考察．こころの科学，192；20-25.

高橋哲郎（2015）特別講演　研修・体験グループと臨床・治療グループの断絶とつながり．集団精神療法，31（2）；130-135.

Toseland RW & Rivas RF (1998) An Introduction to Group Work Practice. Allyn & Bacon.（野村豊子監訳（2003）グループワーク入門―あらゆる場で役に立つアイデアと活用法．中央法規）

Yalom ID (1983) Inpatient Group Psychotherapy. Basic Books.（山口隆・小谷英文監訳（1987）入院集団精神療法．へるす出版）

Yalom ID (1995) The Theory and Practice of Group Psychotherapy, 4th Edition. Basic Books.（中久喜雅文・川室優監訳（2012）ヤーロムグループサイコセラピー―理論と実践．西村書店）

Yalom ID & Leszcz M (2005) The Theory and Practice of Group Psychotherapy, 5th Edition. Basic Books.

コラム① デイケア，リワークなどのプログラムと集団精神療法

西村 馨

　精神障害者のためのデイケアやリワークプログラムは，大変有効であり，精神医療にとってなくてはならない，保険適用されている治療プログラムである。多くの患者とスタッフが日中を共に過ごすという点で，そのプログラム自体が「グループ」としてとらえられるのではないだろうか。集団精神療法との関係，集団精神療法的視点の可能性について，少し考えたい。

　第2章「グループの活用方法」などで述べている通り，治療法としての集団精神療法は，多くの場合，目的に沿って構成された小グループ形式のものである。時間・頻度も，例えば週1時間90分，といった程度のものである。したがって，デイケアやリワークなどのプログラム自体が集団精神療法であるというよりは，小集団精神療法を含めた，多様な活動の複合体であり，より包括的な営みだとみなすのが適切だろう。

　その場合，プログラムの成果は，個々の活動の総和だと考えられるだろうか。いや，おそらく，日中を過ごす場所そのものが与える影響や，その場で生じる患者・利用者同士の，および患者・利用者と職員との人間関係も重要な意味を持ちうる。むしろ，そのようなプログラム全体への動機や，積極的に関与している感覚，その場の人間関係のあり方そのものが，利用者を改善へと導くものだと感じられるだろう。言い方を変えれば，プログラムへの「乗れなさ」や，そこで生じる「人間関係のトラブル」にも意味があり，それを乗り越えていくことで改善していく，ということはよく体験することだろう。

　そのような，プログラム全体の人間関係を一つの「グループ」とみなし，プロセスに意識を向け，ケアの質を高めていこうと考えることが治療共同体的な発想である。利用者がなにか問題となるようなことを起こしても，その良しあしを判断し処罰するのではなく，共に考えようとするのである。それは，生活の場のどのタイミングでもできる。だが，利用者，職員が全員参加して，思いを語り合う場を設定することには特別な意味がある。そのような場をコミュニティ・ミーティングと呼ぶ。考えること，感じることを，内容の良い悪い，快不快に関わりなく語り合う。それは，自己理解や対人関係を深める機会になるだけでなく，個々人が関与し，決定し，行動する機会にもなる。また，職員に

とっても，対人関係のあり方を学ぶよい機会になる。

　そうした，治療共同体やコミュニティ・ミーティングの運営にはそれなりの訓練が必要である。その際，集団精神療法を学ぶことは大変有益である。小集団精神療法において磨かれる対人関係の観察スキルや理解の能力は，より大きなグループ，組織全体の人間環境において生じていることを理解するのに役立つ。

　また，人間が集まる場における不満やぎくしゃくは，とりわけ日本社会では回避されがちである。素直な感情を出せなくなって追い詰められていた個人には，素直な感情を見つけ，表現し，共有することが成長のきっかけになる。個人の責任ではなく，組織・社会が考えるべき課題もある。集団精神療法を学ぶことは，そうした社会に積極的に関わる姿勢も養う。

　「共に考える」ことをオープンに行うことは，必ずしも職員も慣れているとは限らない。とりわけ，感情の交流を建設的に行うことは，大変重要であるが，研修しないと難しいことである。

　近年の通所型，入所型プログラムには効率と成果が求められ，有益な技法が活発に開発され，導入されている。ここで紹介した，利用者も職員も気持ちを自由に語る場は運営の邪魔だと感じられるかもしれない。しかし，プログラムを順調にこなせば社会復帰できるというほど人間は単純ではない。むしろ問題を起こしながら成長していく。そのような課題を乗り越え方やその際の扱い方を集団精神療法は長年研究し，開発してきたのである。

第2章　グループの活用方法

1　大グループ

川合裕子

　大グループには，学級会や病棟グループなどの比較的小規模なものから国際的な会議のような大規模なものまで種々のグループが含まれる。定義はさまざまあるが，そのグループサイズはおおよそ15〜20人以上で数百人になる場合もある。議論の上で何かを決定しようとする場合もあれば，自由な発言を求められるもの，議題に沿って進行するもの，言いっ放し聞きっ放しという方法もある。開催頻度はその目的に合わせ，定期的に継続するもの，必要な時に召集されるものなどがあり，参加のための条件はその組織の一員であることのみで，特別な選定はされないことが多い。参加の判断はメンバー自身に委ねられ，出入りは比較的自由である。また，学校，施設，病院などの組織自体を大グループと捉えることで，そこで見られる集団力動を運営に生かすことが可能となる。

　ここでは，個人の治療や回復，成長のために大グループを活用する方法として，病棟やデイケア，施設などで実施されているコミュニティ・ミーティングについて論じようと思う。

I　コミュニティ・ミーティング

　コミュニティ・ミーティングについて論じる前に，治療共同体について説明を加えておきたい。治療共同体とは，デイケアや病棟，あるいは児童施設や高齢者施設など，通所型であっても居住型であっても，人々が生活を共に

しながら治療やリハビリテーションに取り組む場を一つのコミュニティと捉え，そこで起こる出来事などの全てを個人の治療や回復，成長につなぐ営みそのものを指す。

　この治療共同体で核となるのがコミュニティ・ミーティングであり，その組織に所属する全ての人が参加して行われる。情報の伝達が行われると同時に，コミュニティ全体に影響を与えるような事件や争いなどについて議論する場であり，それらが解決できなくともコンテインされる場である。ワージントン（Worthington, 2003）は，コミュニティ・ミーティングは治療共同体の生活に影響するすべてのことが認識され，議論される場所で，複雑で，いくつものレベルで機能し，さまざまな役割を果たすと言う。樋掛（2003a）は，コミュニティ・ミーティングについて「日常生活上の問題や人間関係の問題がオープンに話し合われて，その意味が検討される。組織の運営が行われると同時に，心理的問題や葛藤が照らし出される。起こってくる問題は，個人の問題というよりもコミュニティ全体で解決すべき問題と捉えられる」と説明している。

　なお，日本でのコミュニティ・ミーティング実践の拡がりは，精神科病院を治療共同体として運営したジョーンズ（Jones M）やクラーク（Clark DH）のもとで訓練を受けた鈴木純一に依るところが大きい[注1]。

II　枠組み[注2]

1．対象

　病棟，デイケア，グループホーム，児童施設，高齢者施設，福祉施設，その他地域にある組織など，そのコミュニティのメンバーとスタッフの全員が

注1）鈴木（2006）は「グループ・アナリシスと治療共同体は私の中では渾然一体となって機能している」と述べ，治療共同体という言葉を用いずにグループ・アナリシスの考え方によるコミュニティ・ミーティングを精神科病棟で実践し続けた。
注2）コミュニティ・ミーティングの枠組みを検討するのと同様に，コミュニティの枠組みについても検討される必要があるが，ここでは詳しくは扱わない。なお，デイケアというコミュニティの枠組みや治療構造について思いつくことは，川合（2023）で触れている。

対象となる。対象者はそのコミュニティの一員であるということは共通しているが，疾患や症状，障害，状態，そして役割，立場はさまざまである。

2．目的

日常生活や並行して行う治療（後述）と少し距離を置き，自身の体験を振り返り，関係性を探究するという目的で実施し，情報共有，コミュニティ全体に影響するような出来事，行事の計画，プログラムやルール，設備について話し合う。同時に，個々のメンバーとスタッフが相互依存の感覚を得て責任感を身につけることを目指す。

メンバーには，コミュニティをより良く利用できるように，コミュニティで起きる全てのことについて振り返り，考え，話し合う場であると説明し，コミュニティの運営の問題，日常生活上や人間関係の問題など何を話しても良いと伝える。スタッフはメンバーと共に考え，話し合いながら，グループの中で展開される対人関係のあり方を観察し，どのような話題や表現であっても，その意味を検討し，深く理解することを目指す。

目的を見失わないためのポイントは，メンバーもスタッフもコミュニティを構成する一員として何らかの役割と責任を持ち，期待されているという認識をもつことである。したがって，事前準備として，自分がなぜここにいるのか，ここで何をすることが自分にとって有用かを検討し，それについてメンバーとスタッフがある程度合意し，取り巻く人たち（主治医や家族，他の支援者など）の理解を得ていることが理想的である。そうでなかったとしても，十分な話し合いが行われていることが重要であろう。

3．リーダー構成

そのコミュニティの責任者がファシリテーターを担うことが多い。しかし，複数のスタッフが必要な場面で必要なリーダーシップを果たすことができる民主的な「マルティプル・リーダーシップ」（Jones, 1968）が基本であり，これは「意思決定過程」（樋掛, 2003b）に影響を及ぼす。

Ⅲ　治療構造

　小グループに比べると対象者が多いため，全員が揃わない状況での開始や柱の陰から参加するメンバーの存在が構造を曖昧にしやすいが，それらの状況について考えること自体がコミュニティ・ミーティングの存在意義でもある。重要なのは，コミュニティ・ミーティングの位置付けを理解できるように全ての対象者に働きかけることである。

1．現場
　一つのコミュニティと捉えることができる病棟，デイケア，グループホーム，児童施設，高齢者施設，福祉施設，その他地域にある組織などで実施する。組織全体で実施することもあれば，部署単位で実施することもある。

2．時間・頻度・期間
　メンバーの特徴に合わせて，1セッションは30〜90分程度，定期的に実施する。月1回のこともあるが，毎日の始まりと終わりに実施することもある。日々起きることを扱うためには少なくとも週1回の開催が必要であろう。
　コミュニティ・ミーティングは，コミュニティが存在する限り継続する。定められた期間はないが，クール制を設けている場合はそれに従うこともある。
　トラブルが起きた時や訃報が届いた時など，緊急時にも実施する。

3．場所
　コミュニティ内で全員が集まって座れるだけの十分な広さがある場所が望ましい。ある程度の明るさ，温度や湿度が保たれ，声が聞こえる静けさを確保し，集中できる空間にするなど，できる範囲で快適な場所づくりを行う。座り心地が良い椅子があれば大切にされている感覚も増すだろう。
　大きな輪になり，お互いの顔の表情や姿勢，身振りなどの態度が見えると良いが，あまりに輪が大きいと不安が高まり，あまりに狭ければ息苦しい。

隠れながら覗く，少し離れた場所に座るという参加スタイルの意味を尊重し，周辺で参加できる空間も保証したい。

4．併行して行う治療

　コミュニティでは，薬物療法，個人療法，小集団精神療法，心理教育プログラム，レクリエーション，その他のさまざまな治療が適切な規模で行われているだろう。コミュニティ・ミーティングはこれらを含めたコミュニティでの全ての体験の容れ物となるような位置に存在するため，そこでの相互作用がそれぞれの治療効果を最大限にする。つまり，背景にある感情も含めて自分に起きていることを振り返り，周囲との関係性について探索すること，そしてメンバーとスタッフがグループの中で「双方向のコミュニケーション」（Jones, 1968）を行うことで，メンバーは主体性をもつことができ，受け身ではなく，一つ一つの治療への関与を高めていく。これが繰り返されることでコミュニティ・ミーティングの機能は個人に内在化され，コミュニティ全体の文化が醸成される。

Ⅳ　始め方・進め方

1．メンバーの集め方

　コミュニティに新しい個人が所属する時には，コミュニティ・ミーティングの目的を説明し，強制はしないが参加するように励ます。わかりやすい掲示，定期的なお知らせ，開催時の放送など，全ての対象者に対して参加を促す工夫を凝らす。実際は，開催時にそこにいるメンバーと勤務中のスタッフが参加することになる。

2．内容

　コミュニティの基本的な情報を共有し，生活する中で感じること，気づいたこと，メンバーやスタッフとのやりとり，コミュニティ全体に影響するような揉め事や争いなどの出来事，行事の計画，プログラム，ルール，設備の

使い勝手や不具合など，思いつくことを何でも話し合う。具体的な事柄にスタッフが応じることもあれば，その場で検討し決定することもある。いなくなったメンバー，異動したスタッフ，社会情勢や政治問題も話題になる。同時に，今ここでその話題が出された意味とそこに流れる気持ちや体験を取り扱い，これらのバランスをスタッフは心がける。

3. 終わり方

　先に述べたように，コミュニティが継続する間はコミュニティ・ミーティングを閉じることはない。しかし，メンバーやスタッフがコミュニティを去る場合は参加が叶わなくなるため，その個人がバウンダリーを超えてコミュニティに入ること，あるいはそこから離れることを明示することが重要な意味を持つ。バウンダリーを意識することはコミュニティの一員としての役割や責任の感覚と密接に関係する。所属する時はここで何をするのかという目的を意識することに繋がり，終了の際には個人の回復や成長を振り返る機会になるだろう。離れるメンバーがいるなら，何を成し得たのか，どこに向かうのかを話してもらえれば，コミュニティにとっての励みになるかもしれない。コミュニティの内と外との区別によって，個人にも内と外の感覚が育まれ，外と繋がる意味を理解することができると考えられる。

V　ファシリテーション，グループ介入の仕方

　何を話しても良いというコミュニティ・ミーティングに不可欠なのは，民主的なあり方である。ファシリテーターは出入りを妨げない場所，その他のスタッフは固まらずメンバーの間に座り，メンバーの表現を支持しつつ，感じたことを表現する一人のメンバーとしてそこにいることが基本である。鈴木（1989）は，全てのスタッフは自分自身が成長したいという希望とグループがそれを助けてくれるという信頼を持ち，グループ全体がコンテインする機能を持てるように働きかけること，枠組みを守り，感じたことをゆっくり大きな声で短く明瞭に発言し，偉そうなことは言わず，虚心に耳を傾け，指

摘や批判を喜び，正直にオープンに自分の感情体験と対峙する姿勢を重んじている。

　池田（1974）の述べる大きな集団の取り扱い方も参考になる。対立や言い争いが起きても慌てない，何を話しているのか，今何が起きているのか，今すぐでなくても，みんなで一緒に考えること，さらに，関係を見つけるように，日常の小さなことを話し合う中で，少しずつ，忍耐強く，対人関係に注意を向けるように，人間と人間の関わり合いによってどういうことが起こるか，今ここでどのような関わりがあるか，なぜこのような態度や反応を特定の人に対してとるのかを考えるように導き，また，問題の過去と現在のつながり，過去のことを今どう感じているかに中心をおいて話し合う。

　鈴木（2014）は，スタッフの仕事は，話題に潜む，グループの表面になかなか出てこない葛藤を探り，それを解決する過程を治療に結びつけることであり，ジョーンズのいう「隠された議題（hidden agenda）」もメイン（Main T）の「共通の敵（common enemy）」もこうした葛藤と考えて良いと言う。

　グループの中で見られる不可解な現象が，コミュニティ内での転移関係やこれまで個人が繰り返してきた関係性の再現である可能性を理解しておくことは役に立つ。たとえ滑舌が悪くて聞き取れなくても，妄想的な話も，そこにある感情の動きに敏感に反応することで，言葉の表面的な意味に惑わされずに問題の核心に触れることができるだろう。

　メインの「探究する文化（total culture of enquiry）」は，全ての人を尊重し全ての困難を検討する雰囲気の中で質問する姿勢を奨励する（Pearce & Haigh, 2017）。思いやりをもって質問され，待ってもらうことが適度な圧力になり，個人の治療上の課題がグループ全体の機能にコンテインされると，メンバーは自身の問題を客観化し解決に向かうことができる。個人が対等に扱われ，違和感や意見の違いをじっくり話し合う経験を重ねることは帰属感を芽生えさせる。さらに，メンバーとスタッフが共同してコミュニティを運営する作業は関与の感覚を高めるだろう。秋山（2023）は「まずは身の回りの小さな事（でも大事な事）から始める。手間ひまかかっても，100％じゃなくても，実現する。手触り感のある民主主義の達成感を得る。するとまた

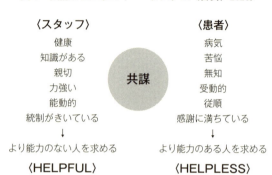

図1 共謀のヒエラルキー・システム（古賀，2020）

参加したくなる。ここに正の循環が生まれる」と述べる。さらに，失敗しても良いと思える雰囲気は退行を減じ，現実検討を促進するだろう。

ただし，グループが自らの力で問題を理解し解決することに信頼を置いていても，必ずしも良い決断をするとは限らない。たとえ正論で治療的だと考えられても，そのグループのその時のプロセスにおける意味を考え，時には口を出すことがスタッフの重要な役割でもある。

また，さまざまな苦しみや困難を抱えたメンバーの不安や怒りがスタッフの無意識に影響しコミュニティ全体に広がり，図1のような「共謀のヒエラルキー・システム」（古賀，2020）を作り上げることがある。この関係性はある種の安定感を生むが，個人の回復や成長は望めない。これを民主的なものに変化させるべく役割を流動的に考えようとすると，スタッフへの不満が膨らみ，対立が起こるなどの現象が生じることがある。それらはコミュニティ・ミーティングでもさまざまな形で表現されるため，段階に応じた介入を行うと同時に，メンバーから持ち込まれた元々の不安や怒りを理解する必要がある。

田原（1991）はスタッフ間の行き違いや軋轢，葛藤などの問題を明らかにせず，避けたり，隠蔽した上での治療活動はメンバーを犠牲にするものであると述べ，上位構造に思ったことを何でも言える雰囲気がないのに，ある時

間帯，ある空間の中でのみ，自由にものが言えるなどということが現実にあり得るはずがないと言う．組織の上位構造や地域など，周辺からの期待や無関心は，スタッフの姿勢や態度，そしてグループの効果に影響を及ぼす．コミュニティ・ミーティングの外側に目を向けることも民主的であるためには重要である．

Ⅵ　事例

以下は著者の体験を基にして創作した架空の事例である．

ある単科精神科病院デイケアのコミュニティ・ミーティング「Aの会」

　デイケアメンバーは統合失調症，気分障害，アルコールや薬物などの依存症，摂食障害，パーソナリティ障害，発達障害，高次脳機能障害など，精神疾患やさまざまな障害をもつ20～80歳代の人たちである．現在の「Aの会」は毎週金曜午後に60分間実施され，スタッフからのお知らせの後は行事などの特定の議題について話し合うこともあれば，気づいたことや困りごとなども話し合う．登録メンバー（70名程度）とスタッフ全てが対象で，実施日に来所しているメンバーと勤務しているスタッフが毎回30名程度参加している．ファシリテーターは精神科医，スタッフは作業療法士，看護師，精神保健福祉士，心理師の4名である．

　前デイケア長の精神科医は，月1回開催されていた「Aの会」に不定期で参加していた．この時点での「Aの会」は，全体に議題を伝え，小グループで話し合いを行なった後，大グループで報告するという構造をもっていた．小グループにスタッフが1～2名入って司会を担い，ニーズを拾うべくメンバーに意見を求めていた．小グループの報告はホワイトボードに書き出されたが，それらについて大グループで話し合う時間はほとんどなかった．最終的な決定はスタッフのみで行い，次の「Aの会」の冒頭で伝えていた．

　異動してきた精神科医Zは，長としてもっと関与してほしいとスタッフから期待され，「Aの会」のファシリテーターを担うよう求められた．「Aの会」

を体験したZ（ファシリテーター）は，話し合いの中で関係性を見たい，さまざまなことに思いを巡らす時間が大切だと思うと伝え，何を話しても良い時間として大グループのみを月2回実施することを提案した．スタッフで話し合いを重ねた結果，グループの基本を学習してから試みることになった．

しかし，デイケアのことをここにいる人たちで決めていこう，思うことを話して人の話も聞いてみようというZからの提案にグループは沈黙で反応した．スタッフも自由な意見交換の場と言われても難しい，メンバー同士のやり取りが感情的になり過ぎないか，自分の発言が場を壊しそう，指導的になりそうなど多くの戸惑いが聞かれた．実際のところ，ウトウトしているメンバーを指さして「こんなふうじゃあかん」と一方的に批判し，宗教的な考えを述べ始めたBさんに，メンバーたちはうんざりした様子を見せ，スタッフたちはそれを見守るだけであった．

メンバーからは「話してもなかなか決まらん」「話さん人が多いから『Aの会』なんかいらん」との発言が続き，Zは，グループは不安になり，強いリーダーや枠組みを求めている，「Aの会」の意味が問われていると感じた．どうしてスタッフはやってくれないのか，なぜ自分たちが考えなければいけないのかというメンバーの怒りや，メンバーの過大な要求をのまされるのではないかというスタッフの恐れも感じ，「Aの会」を何とか機能させなければと焦った．

レビューでは，今のグループ状況とこれまでのメンバーとスタッフの関係性との関連が語られ，スタッフのしんどさが吐露された．Zは知らず知らずのうちに何か答えを出さなければと考えていた自分に気づいた．

Zは半年が経過した頃のレビューで，日々起こる出来事を話し合うタイミングを逃しているように感じる，月2回では行事の話し合いも十分にできないと伝え，週1回の実施を提案し，スタッフはこれに同意した．

メンバーからは，参加していない人にここでの話を伝えるにはどうしたらいいかという話題が出され，報告ボードを作ることが決まった．「何で『Aの会』にはスタッフが全員参加するん？」と問うメンバーには「皆で話し合って決めるし」と他のメンバーが説明した．「Aの会」がデイケアの中心に置

かれるようになった印象であった。
　ある時，Ｂさんが「長いこと入院していたもんが，地域で生活する時には人とどう接したらいいんか」「自分みたいな精神科患者は学校帰りの子どもに馬鹿にされる」と静かに語ると，グループは「気にせんでええ」「自然にしといたらいい」「被害妄想は誰にでもある」と反応した。スタッフは，ウトウトするメンバーに向けられたＢさんの言葉には障害者として生きる悲しみと怒りが綯い交ぜになった気持ちがあり，それらを宗教的な考えで抑えようとしていた可能性に思いを巡らせた。子ども扱いするようなスタッフの態度への不満があることもレビューで共有された。長期入院していたＣさんは，将棋や卓球に強く物知りだと認められる一方，大金をもっているという妄想で周りを戸惑わせていたが，ある時「わしらのような病気のもんはな，それくらいの夢をもってへんと生きられんのや」と笑い，スタッフをハッとさせた。小部屋を独占するメンバーに対しては「スタッフから注意してほしい」という要望が出たが「あの人，最近来た人やし，ルールを知らんのかも」という呟きが聞かれた後，ルールの掲示が提案され，それは数日中に実行に移された。
　最初はぎこちなかった話し合いも，何を言っても排除されずに話し合われる体験が繰り返される中で雰囲気が変化しつつあった。普段の活動の中でちょっとした行き違いがあった時や新しい提案を思いついた時には「それは『Ａの会』に出したらいいんとちゃう？」というフレーズがメンバーから聞かれる頻度も増えた。
　そんな中でＤさんは「やっぱり納得いかんから」と切り出し，壁を指差して「あれは幼稚園みたいや」「スタッフの一方的な押し付けやないか，メンバーの気持ちも聞かなあかんのちゃうか！」と憤った。そこには『おやつ三原則：あげない・もらわない・１人で食べる』が掲げられていた。他のメンバーも「馬鹿にされている感じ」「なんであかんのかわからん」などＤさんに同調した。スタッフは「糖尿病の人もいるし，喉詰めの心配もある」「そもそもデイケアではモノのやり取りは禁止」と説明した。Ｄさんから意見を求められたメンバーは「スタッフが決めたなら従うしかないんちゃう？」と

周りを見渡しながら話したが,「スタッフが決めたことかも知らんけど,メンバーも意見を言わな」「話し合って,お互い歩み寄らなあかん」という声が上がった。Zの「人にお菓子をあげるのはどんな時だろうか?」という問いには,「関係を作るため」「みんなで分けて食べたほうが楽しい」「スタッフもみんなで仲良くしようと言ってるやん」「ちょっとなだめるとか,気分変えてもらうためにあげる」「お礼の気持ちとか」など多くの反応があった。スタッフは「もらえなくて嫌な思いをしたメンバーから相談があったから掲示した」と伝えて,「もらえない人はどう思うだろう」と続けた。ざわついたメンバーの中から「そんなこと言っても数に限りがあるし,仕方ないんと違う?」という発言があったが,その後グループは沈黙し,終了時間になった。レビューでのスタッフは,メンバーが子どもみたいで腹が立った,ここはデイケアなんだからルールを守ってほしいと感情的に語ったが,お菓子のやり取りには思いやりや親しみという感情の表現,人の役に立ちたい気持ち,安全感や満足感のやり取りなど多くの意味がありそうなことを共有した。また,お菓子のやり取りがメンバーの分断を引き起こしているという心配があったが,実際は厄介なトラブルを防ぎたいというスタッフの思いが強く,それがメンバーのコントロールに繋がり,子どものように振る舞う役割をメンバーに負わせていたことに気づいた。加えて,スタッフがプログラムで頻繁に"おやつ"や"景品"を出すこととの関係性も検討された。

　デイケア全体が継続性を意識し,行事の計画にも見通しを持とうとするようになっていた。スタッフはメンバーと協働する大切さを認識し,次年度の行事の内容や予算の使い方は皆で話し合って決定したいという意向を「Aの会」で伝えることにした。Zが異動して2年が経とうとしていた。

　しかし,緊迫する場面もたびたびある。Eさんがプログラムでのスタッフの振る舞いを一方的に攻撃した時には,場が固まった。Zは取り乱しながらも,何が起こっているのか,どんな気持ちになっているかをグループ全体に問いかけ,その場で表現することを励ました。話し合ううちに,メンバーたちのスタッフに対する不信感をEさんが代弁していることがわかった。一方でスタッフの立場を理解する発言もあり,スタッフは自身の振る舞いをそ

の場で振り返ることができた。これまで攻撃的な表現で恐れられ，その場に居続けられなくなっていたEさんにとって，「Aの会」で怒りを受け止められ理解されたこと，スタッフが自分について振り返って話すのを目にしたことは，新しい体験になっただろう。Eさんはその後もデイケア利用を続けた。

　話は聞いてもらえても，事柄だけが問題になって気持ちが置き去りにされるような体験ではなく，真正面からぶつかってくるメンバーやスタッフと主体的にやりとりする体験は，全ての人の無力感や依存心を減らすだろう。
　さまざまな話し合いが続けられる中で，「メンバーに情報を提供しても良い決定は期待できない」という誤った仮説は，スタッフからもメンバーからも少しずつ消え，自分が関わって考えることに，それぞれが慣れていった。
　治療促進的な文化は，徐々に築かれている。

Ⅶ　おわりに

　民主的であることの難しさを日々痛感する。先入観なしに客観的に理解しようとする姿勢を維持するのは骨が折れる。スタッフも失敗する。コミュニティ・ミーティングではそれも取り上げられる。しかし，悩みながらのグループはコミュニティを元気にする。誰も正解を知らないし，話し合いを続けるしかない。この状況に耐えることがスタッフにもメンバーにも回復と成長を促す。コミュニティ・ミーティングという大グループをぜひ活用してほしい。

文献

秋山訓子(2023)まとめ　民主主義．朝日新聞グローブ．第289号(2023年10月15日発行)．朝日新聞社．

樋掛忠彦（2003a）コミュニティ・ミーティング．（日本集団精神療法学会監修）集団精神療法の基礎用語．p.122．金剛出版．

樋掛忠彦（2003b）意思決定過程．（日本集団精神療法学会監修）集団精神療法の基礎用語．p.128．　金剛出版．

池田由子（1974）集団精神療法の理論と実際第2版．p.92．医学書院．

Jones M (1968) Beyond the Therapeutic Community. 鈴木純一訳 (1976) 治療共同体を超えて. 岩崎学術出版社.

川合裕子 (2023) 集団精神療法としてのデイケア―治療的コミュニティ. (北西憲二・西村馨編) 精神療法増刊第10号グループで日常臨床を変える さまざまな場面での活用術. pp.118-124.

古賀恵里子 (2020) 治療共同体・再訪. 集団精神療法, 36(2); 180-192.

Pearce S & Haigh R (2017) The Theory and Practice of Democratic Therapeutic Community Treatment. Jessica Kingsley Publisher.

鈴木純一 (1989) 集団療法. (土居健郎・笠原嘉・宮本忠雄・木村敏編) 異常心理学講座9. pp.15-68. みすず書房.

鈴木純一 (2006) 私の治療共同体体験―治療共同体とグループ・アナリシス. 集団精神療法, 22(2); 86-93.

鈴木純一 (2014) コミュニティミーティングから学べること―三人の看護師さんへの手紙. 集団精神療法―理論と実際. pp.285-291. 金剛出版.

田原明夫 (1991) 関わりと連携―治療の場の充実を求めて. 集団精神療法, 15(2); 133-140.

Worthington A (2003) Structured Work : The Space to Think. In Adrian W, Kajetan K, Jane P & Alan W (Eds.) Therapeutic Communities for Children and Young People. Jessica Kingsley. (花澤寿監訳 (2023) 治療共同体アプローチ. pp.182-196. 岩崎学術出版社)

第 2 章　グループの活用方法

2　力動的集団精神療法

関　百合

はじめに

　力動的集団精神療法とは，集団のなかで言語コミュニケーションを媒介とし，個人と集団の意識と無意識の両方を扱い，グループ内で起こるさまざまな体験を通して個々のメンバーの抱える問題の理解と修復へと導く療法である（鈴木・近藤，1999）。

　力動的集団精神療法は 1930 年代から 1940 年代に英国と米国で生まれている。英国では第二次世界大戦中，ビオン（Bion WR）とフークス（Foulkes SH）がノースフィールド陸軍病院において戦争神経症者患者を集団で治療することを通してそれぞれ独自の集団理論を開発した（Pines, 1992）。

　米国ではスラブソン（Slavson, 1950）が 1930 年代に非行や神経症的傾向のある子どもを対象に活動を用いた集団療法（活動集団療法）を開始している。その後，米国においてはアメリカ集団精神療法学会（AGPA）が主導して精神分析的集団精神療法として確立していった (Rutan & Stone, 2014)。また対人的相互作用という観点からはヤーロム（Yalom, 2020）の治療要因と集団凝集性に関する研究を通して，集団療法の効果を客観的に理解することに多大な貢献をしている。

※本稿での力動的集団精神療法とは、第 1 章の「精神力動的または対人関係重視のグループ」と同義である。

欧米では力動的集団精神療法が広く普及していったが，日本においては保険医療体制の違いから，狭義の力動的集団精神療法は普及しているとは言い難い。ただ，体験グループのようなトレーニング場面での活用（第3章2．体験グループ参照）は多く，また，広い意味では精神科病棟におけるコミュニティ・ミーティング（第2章1．大グループ参照），デイケアにおける話し合いのグループ，テキストを使ったグループワークにおいても，力動的集団精神療法の理論や技法を知っておくことは，個人と集団を理解する上で有益である（日本集団精神療法学会，2014；北西・西村，2023）。

I 構造

1．対象

　力動的集団療法の対象は広義には言語コミュニケーションを使い，空想することができ，内省ができる人であれば参加可能である。診断名からすると不安障害等の神経症圏，自己愛パーソナリティ等のパーソナリティ障害圏，うつあるいは双極性障害等の気分障害圏，摂食障害，高機能の発達障害等が一般的に対象となる。グループ・アナリシスなど精神病圏の患者は対象外とする学派もあったが，近年では，治療手法の工夫によって精神病圏にも有効性が見いだされるようになっている（Stone, 1996；高橋他，2010）。年代的には，力動的な側面を重視するならば大学生以上が適している。これは集団の中で起こるさまざまな力動や感情体験をワークスルーするための自我の強度が児童思春期のメンバーには不足しているからである。だが保護的な配慮をすることにより年少者にも力動的精神療法は可能となるだろう。

2．目的

　力動的集団精神療法の目的は，集団の中で言語コミュニケーションを媒介とし，個人と集団の意識と無意識の両方を扱い，グループ内で起こるさまざまな体験を通して個々のメンバーの抱える問題の理解と修復へと導くことである。付け加えるならば，集団という場の特徴を有効に生かし，家族や学校

や職場などの社会文化的な背景からくる孤立感を軽減し，集団の中で個としてあり続けることを助けるということも大きな目的となるだろう。

3. グループ構成

　7人から12人の小グループが主流である。このサイズのグループを定期的に施行することにより，凝集性が高まり，個々のメンバーの親子関係だけではなくきょうだい関係をも含む家族背景に起因する転移感情が集団の中で再現される。

　グループ・アナリシスではこのような小グループだけではなく15人〜25人程度のグループもミディアン・グループとして施行する。このサイズのグループは個々の問題だけでなく，災害トラウマや社会格差等の社会的文化的な事象も力動的テーマとして受け入れるグループとなる。

　グループメンバーの構成は，同じような問題を持つメンバーを集めた同質グループと，さまざまな問題を持つメンバーを集める異質グループの2種に分かれる。

　同質グループは，摂食障害のグループ，がん患者のグループ，発達障害のグループ等が代表的な実践例である。このようなグループは同じような問題の共有を出発点とするので，興味と関心を共有しやすく，凝集性を高めやすい。

　グループ・アナリシスでは，病態水準や抱えている問題をコンダクター（グループ・アナリシスではリーダーをこう呼ぶ）が力動的バランスを考慮して組み合わせることによって構成する異質グループを施行している。これは例えば神経症メンバーとパーソナリティ障害，シスジェンダー女性（出生時性別及び性自認女性）とシスジェンダー男性（出生時性別及び性自認男性），青年期メンバーとシニア世代メンバーのように，さまざまな要素の組み合わせが存在する。このような組み合わせによって，個々の問題とは異なる（あるいは対極となる）メンバーから，自身とは異なる考え方を学び，異質な存在に対するさまざまな感情体験を通して自己理解を深めることができる。

　グループのコンダクターは単独の場合と複数の場合がある。日本では二人

以上の複数コンダクターシップ（リーダーシップ）を取ることが多い。複数コンダクターの利点はグループについての話し合いであるプレビューやレビューができること，またお互いに足りないところをグループ中に補い合うことが可能となることである。一方その難点は，二人以上のコンダクターの関係が葛藤的な場合，あるいは二人の間に心理的上下関係が存在する場合である。このような場合にコンダクター間で自由に話しあうことが困難になると，グループ内の力動にも影響することがある。

II　枠組み

1．実施の場

精神科病棟内，あるいは精神科外来診療施設，開業心理オフィス等で施行される。固定した場所と時間の確保や決まったスタッフの配置，メンバーがグループ内の出来事を外に持ち出さない契約ができるかどうかといったバウンダリーの問題に配慮することができれば，大学の学生相談室等でも可能となる。

通常，グループの部屋を変えることはしない。ただ，施設によっては同じ部屋を常に確保できない場合がある。そのようなときは部屋が変わったことがどのようにグループ力動に影響するかをコンダクターは注意深く観察する。このような慣れた環境が急に変化する状況が起こる場合は，言語化されていない感情について言及することが必要になる。

また遠隔地のメンバーが多い場合はインターネットを使用する場合もあり得るが，コンダクターが十分にトレーニングを積み集団精神療法に習熟している必要がある。というのも，インターネットの場合，上半身しか映らない小さな画面の限られた情報を頼りにグループと個人を把握しなければならないというデメリットを克服するため，さまざまな工夫が必要となるのである（Weinberg & Rolnic, 2024）。

2．時間・期間

集団精神療法は1セッション90分，頻度は週1回，期間は1年から数年で，

メンバーが卒業・ドロップアウトすると新メンバーが入るスロー・オープングループ（またはオープングループ）がスタンダードである（AGPA, 2007）。

セッションの時間を 90 分取るのは，グループの力動が熟すまでに十分の時間を取るということと，個々のグループメンバーが発言し，その発言を受けて感情体験を咀嚼するのに十分な時間を提供するためである。また，グループでは，治療者であるコンダクターに対してだけでなく，メンバー間やグループ自体に対しても，過去の経験を再現する転移が発生する。その重層的で多様な転移を吸収し探求するためにもそれなりの時間が必要なのである。

思春期青年期のグループや学生のグループ，精神病水準のメンバーの病棟グループ等では 90 分という時間が負担に感じられる場合でも，最低 45 分〜50 分は時間を確保するとよいだろう。

頻度においても，毎週 1 回〜2 回という設定が困難な場合が多く，2 週に 1 回〜月 1 回という頻度で開催せざるを得ない場合がある。その場合は長いスパンで開催日時を設定し，その枠組みをなるべく守ることが重要である。これはコンダクター，メンバーともに枠組みが生活の一部として定着しやすくなるだけでなく，メンバーの遅刻や欠席という反応が把握しやすくなるという利点もある。

参加期間については，医療機関では 3 カ月，6 カ月，1 年などのクール制にしていることが多いようである。

3．場所

グループを施行する部屋は，人数に対して十分な広さがあり，窓や照明により十分な明るさがあり，外部の騒音にあまり邪魔されない部屋が理想的ではある。だがこのような条件に合わなくとも，さまざまな場所の制約や影響をグループの中で自由に話し合うことのできる文化を作りあげることのほうが大切である。

室内は椅子を円陣に並べる。コンダクターの席は自ら定位置を定める場合が多い。コンダクターが定位置を決めると，各メンバーがどこに座るかによってコンダクターとの距離の取り方を推測することができる。また偶然であれ

作為的にであれ，メンバーがコンダクターの椅子に座るという行為は，リーダーに対するエディプス的な葛藤（例えばリーダーに成り代わりたい）などグループがさまざまな連想を表現する好機ともなるだろう。

　複数のコンダクターの場合は，なるべく離れて座る。これはお互いを観察しやすいためと，並んで座ることによってペアであると考えられることを忌避するためである。ちなみにコンダクターによってはあえて定位置を決めないという場合もあることを付記しておく。

4．併行して行う治療

　薬物療法，作業療法，心理教育，個人カウンセリングや個人精神療法を並行して施行することがある。コンダクターが並行してメンバーの個人面接を行う場合，グループの中で話すべきことを，個人療法場面で話すといった集団精神療法への抵抗が見られるときがある。そのような場合は，「今度，グループで話してみたらどうでしょう」と促すことが必要になる。

Ⅲ　始め方・進め方

1．メンバーの集め方

　メンバーを集めるとき，関連機関や所属機関の関係者にグループの目的や趣旨を説明し，推薦してもらうことが重要になるだろう。診察室の待合室のようなところにポスターを掲示し，公募でメンバー候補を募るという方法もある。メンバーのリファーをより多く得るためには，準備に十分時間をかけ，その場のニーズをまず把握し，グループの意義や内容，どのようなメンバーに適しているかを明確にすると良いだろう。

　個人カウンセリングをしているクライエントをグループにリファーする場合もある。この場合は，グループに参加したあとの個人カウンセリングをどのように行っていくかを事前によく話合うことが大切になる。

2．内容

　力動的集団療法では，テーマを決めず，集団による自由連想によって話し合う。これをグループ・アナリシスでは「自由に漂う話し合い（free floating discussion）」と呼ぶ。セッションの開始時にメンバーには「なんでも思いついたこと感じたことを話してください。どなたからでもどうぞ」と声をかける。コンダクターは随時，メンバーが何を感じ考えているかをモニターしつつ，「今何を考えていますか・感じていますか」など，メンバーの発言を手助けする声かけが必要になるだろう。

3．終わり方

　終了の仕方には，個人が自分で終了時期を決めるか，グループ自体が終了時期を設定しているか，の二通りある。欧米のスタンダードな力動的集団療法では，メンバーが個々に自分で目的を果たしたと思われたときに終了することが多い。一方，日本の医療機関ではクール制が多いと指摘したが，集団精神療法の研修会でも，1年を一つのクールとしていることが多い。このようなシステムはメンバーにとっては参加しやすさと感じられる効果もある。仮に1クールの在籍であっても，グループの体験はメンバーに何かしらの影響を与えるだろう。またクールを延長可能な場合は，何年でも在籍できるので，ある種のスロー・オープングループとなる。このようなクール制の場合，メンバーは終了の機が熟すプロセスをクールに合わせることになる。

　延長のない期限付きのクローズド・グループでは，「すべてのメンバーが同時に参加し，メンバーの一員となり，共に別れの作業をする」という一つの旅と考えることができ，終了時には別種の体験となるだろう。

Ⅳ　事例

　以下の事例は大学生活に不適応を起こしている学生のグループの架空事例である。リーダーは女性カウンセラー2人で，6人の学生が集まった。メンバー構成は男性4人，女性2人である。国籍は日本人が5人，東アジア留学

生が一人である。不適応の内容は，コミュニケーションの問題で友人が作れず引きこもりになって留年，就職活動の失敗で留年，気分が不安定になりやすく友人とのトラブルが絶えない等である。全員が保健センターでカウンセラーの面接を受けている。

グループの枠組みは1セッション90分，週一回10セッションで1クールとし，保健センター内の会議室を使用した。リーダー二人はグループ前に10分間のプレビュー，事後に30分間のレビューを行った。

セッション1では，まずリーダーがインストラクションを行い，グループ外でセッションの内容を話さないこと，遅刻欠席は事前に連絡すること，このグループではテーマは決めず，自分の思ったこと感じたことを話すことの3つを伝えた。その後，リーダーが促して自己紹介から始まり，メンバーたちは自分の学年，趣味などをやや饒舌に話し，ときに笑いが起こった。その後の時間も，自己紹介の話題から発展して，趣味の話題が広がり，和気あいあいとした雰囲気の中でお互いに自分に似たところを探す動きが見られた。ただ，なぜこのグループにいるのか，という話題には誰も触れなかった。リーダーたちは，その動きに直接介入することはせず，見守ることとした。

セッション2では打って変わって沈黙しがちなグループとなった。大学院生の男性メンバーAが主導して今週の出来事を話すのだが，他のメンバーは短く話すだけで，すぐ沈黙になってしまった。リーダーは10分間の沈黙の後に，「今何を考えていますか」と声をかけると，留学生の男性メンバーBが怒ったように「この間はリーダーが自己紹介と指示をくれたのに，なんで今日はやることを指示してくれないんですか？」と言い出した。それに対して大学院生Aが「この間，リーダーは自分から話すグループだって言ってたでしょう」と反論した。Bはむっとしたようにそのセッションでは一言も口を開かなかった。リーダーは「最初のセッションではきちんと指示があったのに，今日は指示がなくて放り出された感じがするのでは？」とグループに聞いたが，誰からも発言はなかった。

セッション3では，同じく沈黙から始まったが，学部生女性メンバーCが耐え切れなくなったように「今，ゼミの先生とうまくいかなくなって困っ

ている」と話し始めた。ゼミに入った当初は先生がいろいろ教えてくれたのに，最近急に態度が変わってつらく当たるようになったと泣きながら訴えた。他のグループメンバーは，彼女に何が起こったのかを口々に問い，同情的なコメントを寄せ，今後どうしたらよいかアドバイスをした。いつの間にか教員が悪者でCは被害者という構図が出来上がっていた。Cはグループに感謝はするのだが，いつまでも話を引き延ばし，セッションが終わろうとしていた。そのときそれまで無言だった学部生男子学生Dがうんざりしたように「そんなの，ゼミを変えればいいだけじゃないか」と言い切った。Cが「そんな簡単なことじゃないんです。誰もわかってくれない」と再び激しく泣き出したところで終了時間になった。リーダーはすぐに終了を告げず「時間になってしまったので終わりますが，次のセッションでこの続きが出来るとよいですね」と話した。

　セッション4で，Cは開始時間になっても現れなかった。始まってすぐ，大学院女性メンバーEが「Cさんから連絡ないのですか？ この間の回で，彼女が泣いているのにグループ終わってしまって，慰めたかったけど」と話を切り出した。Bは「リーダーが何とかすればよかったんだ。時間だからって泣いているのにひどい」と矛先をリーダーに向けた。リーダーが「Cさんの先生と同じように私たちリーダーが冷たいと感じている人はいますか？」と言ったとき，Cが「遅刻してごめんなさい」と入室した。Cは前回と打って変わった晴れやかな表情で「ゼミ，変えることにしました。この前はありがとうございました」と言った。この後グループは急に緊張がゆるんだように，自分のゼミの先生の悪口を言うことで時間を費やした。

　セッション5，6，7では急に参加者が半減，グループは沈滞ムードとなり，最近の就職活動の動向や大学の授業体制の変化等が支配するようになった。沈黙も長く続き，リーダーたちはこのままグループは消滅してしまうのではないかという不安を感じた。これは中間試験の時期ということもあったが，この以前のセッションの影響もあっただろうとコンダクターたちは話し合った。

　8回目に久しぶりに全員が揃い，この間にどんなことがあったのかを活発に話し合った。この回まで沈黙していた大学院男性メンバーFが突然「久

しぶりに会えてうれしい。前回とその前はお休みが多くて沈黙も長くてすごく苦しかった」と発言した。大学院生メンバーAは「論文の締切があって来られませんでした。すみません」と謝った。留学生メンバーBは「本当はもう来るのはやめようかと思ったけど，このまま終わるのは嫌だから今日は来た。前にゼミの先生の話でCがずっと話していたとき，いらいらしていて，だから3回休んだ。でも後から考えたら，自分もゼミの中で日本人じゃないから仲間外れな感じがしていたんだな，と。Cの話の後，Dが言ったゼミ変えるのもありなんだって思って，先生に相談したら先生も気を付けるって言ってくれて。今は先生が気を使ってくれるから，そんなに浮いた感じはしない」と晴れ晴れした顔で言った。Cは「前はなんだかグループ独占しちゃってすみません。新しいゼミに入って，少し良いです。グループでDさんにゼミ変えればいいって言われて，なんだか腹が立ったけど，その勢いで変える勇気がでました」と話した。Dは「あのときは強く言っちゃってごめん」と謝った。

　セッション9で沈黙しがちな女性学部生Fが「あと一回で終わりなんですよね。今のうちに話すけど，実は自分は学部も留年してて，就活もダメで，大学院に仕方なく入ったらついていけなくて。ここのグループがダメだったらもう退学しようと思って今まで参加してたんだけど，ここのグループももう終わっちゃうんで」と下を向いたまま小さい声で話した。Aは「実は自分も博士課程が5年目で，ゼミのみんなはさっさと学位取るのに自分だけ論文書けなくって，先生が悪いと思ったり，親に当たったりして。こういう話は他ではできない」とFに向って話した。

　コンダクターは「みんなせっかくいろいろ話せるようになったのに，もう終わってしまうのが残念という感じなのかな？まだ話したりないこともあったのに，とか？」と尋ねると多くのメンバーが頷いた。それを見てリーダーは「夏休みを挟んで，次のクールが秋からあるので，また参加したい人は考えてみてください」と話した。

　セッション10では，留学生Bが「先に言うけど，夏休みが終わったら帰国するので，今日が最後になります。なんだか最初の内はリーダーの先生に

イライラしたりしたけどあれはゼミの先生やゼミの人にイライラしたりしてるのと同じだったかなと思った。日本人の中だと本音を言うと嫌がられるし，大変だった。でももう留学期間が終わると思ったら，なんだかもっとグループやゼミで話せばよかった」と言った。ＡはＢに「自分も留学したことがあって，差別されてるとか馴染めないとか思っていてつらかった。もっとそういう話をすればよかった」と話した。Ｃは「私も夏休み終わったら就活で大変になるんで，今日が最後です。ゼミ変えることが出来たのはグループのおかげ。みんなありがとう」と言った。あとのメンバーは次のクールも来るつもりだけど，まだわからないと話した。Ａが「二人抜けちゃったら，グループは４人になっちゃうんですか？」とリーダーに聞くので，リーダーはまた新たにメンバーを募集するつもりと答えた。Ｆは「せっかく馴染んだのに次のクールはなんだか違うグループになっちゃうのが寂しい」と言うとＤが「俺がいるよ」と笑っていった。ＡもＥも大きく頷いてＦに応えた。

Ｖ　ファシリテーション，グループ介入の仕方

1．グループセッション中のリーダー（コンダクター）の基本的なタスク

　リーダーの仕事の第一は，メンバーの発言に注意するだけでなく，各メンバーを観察しどのような感情を抱いているか，何を考えているかを想像することである。次にグループ全体の雰囲気を感じ取りそのセッションの空気を読むことである。最後に自分の空想や感情が，あるメンバーに対してか，グループ全体に対してか，あるいは自分自身から発生しているものかを熟慮することである。この最後の仕事は自身の逆転移としてグループのプロセスを理解する中で重要な役割を持つことになるだろう。グループでは，一人の感情や考えがグループを代表してしまうことがあり，それはメンバーの感情や考えだけではなく，リーダーにも当てはまる（関，2023）。例えば，グループ全体がセッション５～７のように欠席が増え，沈黙が多くなり沈滞化したときのリーダーの不安は，実はグループ全体の感情を代表していると考える

ことができる。こういうときこそ，プロセス全体を見直し，先の見えない不安をコンテインすることが必要になると考える。

2．リーダーの働きかけ

　リーダーはグループのコミュニケーションを促進し，グループ自体が治療的になっていくことを助けることが大切である（Foulkes & Anthony, 1957）それゆえプロセスをグループに任せ，メンバー間の自由に漂う話し合いを尊重することが多い。だが，グループプロセスの初期にはメンバー同士のコミュニケーションを活性化するために，例えば事例のセッション1のように自己紹介を導入したり，グループメンバー同士の会話を繋げるといった働きかけをすることもある。また，沈黙が続くときは，グループ全体の雰囲気をよく観察したうえでセッション2の「今何を考えていますか」のように働きかけることも必要となるだろう。

　リーダーが「今何が起こっているか」について想像し考えていることを発言し，その考えが適しているかをグループ全体やメンバーに問うことが「解釈」となる。力動的集団精神療法ではグループ全体への解釈と個人への解釈の両方があるが，唐突に「今グループはイライラしていますね」といったグループ全体に対して解釈するのではなく，セッション9のように個人の発言に対する解釈からグループ全体に敷衍していく方がメンバーは受け入れやすいように思える（手塚，2023）。また解釈はグループのコミュニケーションを賦活し，個々のメンバーの理解を深めるためのものになるとよいだろう。

　グループのクールが終わりに近づくと別れの作業がグループのタスクになる。リーダーは，別れの作業に向き合うことが必要だろう。まだグループが次のクールへと続く場合は，セッション10の終わりのように新たなプロセスの始まりに言及することもある。

3．プレビューとレビュー

　複数リーダーシップの場合，セッションの前とセッション後にプレビューとレビューを行うことでグループの理解が深まるだろう。プレビューでは前

のセッションで起こったことを振り返り，何が起こるかを予想する。レビューではセッションで起こったことをリーダーたちの感情体験を含めて振り返る。このレビューでその日のグループにタイトルを付けるという試みも，あとから一連のセッションを振り返るときに役立つ（相田，2006）。このレビューはピア・スーパービジョンでもあり，グループで体験するさまざまな感情体験からリーダーたちが生き残るための受け皿ともなるだろう。

VI　おわりに

　冒頭に記したように，一口に力動的集団精神療法といっても，その発展の経過の中で，さまざまな考え方や技法が存在する。本稿では実践に役立つよう，基本的な枠組みやグループの見方，考え方をまとめ，グループで起こるさまざまな事象を参考例として提示した。これを出発点に，さまざまな技法や理論を学び，自分に合ったスタイルを模索していただきたい。力動的集団精神療法の習得は簡単ではない。他の精神療法と同じく，力動的集団精神療法にトレーニングは欠かせない。体験グループに参加しメンバー体験をすること，自分のグループの事例を発表し，多くの事例検討を聞くこと，そして理論を勉強し自分に合った理論を見極めることが大切である。その過程で，必ずさまざまな障壁にぶつかるが，誰かの模倣ではなく，グループとメンバーそして自分自身と真摯に向き合う中で，理解し考えた力動的集団精神療法を見出していかれることを願っている。

文献

AGPA（2007）Practice Guidelines for Group Psychotherapy.（https://www.agpa.org/home/practice-resources/practice-guidelines-for-group-psychotherapy）（日本集団精神療法学会監訳（2014）AGPA 集団精神療法実践ガイドライン．創元社）

相田信男（2006）実践・精神分析的精神療法―個人療法そして集団療法．金剛出版．

ハイム・ワインバーグ&アーノン・ロルニック編，岡島美朗・西村馨監訳（2024）オンラインセラピーの理論と実践：インターネットを通じた個人・集団・家族・組織への介入．創元社．

北西憲二・西村馨・「精神療法」編集部編（2023）グループで日常臨床を変える．精神療法増刊第 10 号．
近藤喬一・鈴木純一（1999）集団精神療法ハンドブック．金剛出版．
日本集団精神療法学会監修，藤信子・西村馨・樋掛忠彦編（2014）集団精神療法の実践事例 30．創元社．
Pearson MJ & Burlingame GM（2013）Interventions for Schizophrenia：Integrative approaches to group therapy. International Journal of Group Psychotherapy, 63；603-608.
Pines M（Eds.）（1992）Bion and Group Psychotherapy. Routledge.
Rutan J, Stone WN & Shay JJ（1993）Psychodynamic Group Psychotherapy, 5th Edition. Guilford Press.
Slavson SR（1950）Analytic Group Psychotherapy with Children, Adolescents, and Adults. Columbia University Press.
高橋哲郎・野島一彦・権成鉉・太田裕一編（2010）力動的集団精神療法―精神科慢性疾患へのアプローチ．金剛出版．
手塚千恵子（2023）社会のストレスとこころ．木立の文庫．
Yalom ID & Leszcz M（2020）The Theory and Practice of Group Psychotherapy, 6th edition. Basic Books.

第 2 章　グループの活用方法

3　心理教育グループ

中里容子

はじめに

　心理教育（psychoeducation）は現在，医療・教育・福祉など，精神保健に関連する広い領域で多様な実践がなされる重要なアプローチである。個別の診療や面接のセッティングで実施する場合もある一方，グループで心理教育を行うことにより，定型的な知識や情報の獲得だけに留まらない重層的な治療的効果が期待される（田辺，2017）。

　歴史的には，集団精神療法の最初の実践と言われるのが，1905 年の結核患者たちへの内科医プラット（Pratt JH）による心理教育的グループであったことからすると，心理教育グループは，集団精神療法の原点にあると言ってよい。一方で，この言葉が米国精神医学会（APA：American Psychiatric Association）の治療ガイドラインに初めて登場したのは 1999 年のことである。統合失調症の心理社会的治療の基本として，心理教育的な家族介入が盛り込まれるようになったのを皮切りに，医療現場をはじめ広い領域でさまざまな対象に向けた実施ニーズが高まっている（後藤，2001）。

　そこで本稿では，心理教育の定義を「心理的・社会的成熟を促すための対人的及び個人的技術・態度・知識を伝達し，ユーザーの現実適応能力を高めることを目指すものであり，多くの場合，小グループを用いて実践される」（裵岩，1998）とし，近年支援の現場で急速に普及しているワークブック等を用

いた「再現性のある治療・支援プログラム」を,「今ここで生じている感情や対人交流」に支えられたものとするためのエッセンスについて考えていきたい。

I　枠組み

1．対象

　心理教育の対象となるのは,メンタルヘルス上のサポートが必要な人である場合が多い。同じ疾患や障害を持つ人に限定した同質のグループ編成とする場合もあれば,診断や属性を異質にし,対人スキルや感情コントロールなど普遍性の高いテーマを扱う場合もある。メンバーは言語的なレクチャーの理解が可能な認知能力を備えていることが必要だが,情報提供の仕方を工夫することにより,子どもや認知機能の低下を伴う人を対象とすることも可能である。以下に,主な領域別の対象を挙げる。

- 医療・保健・福祉領域：統合失調症,うつ病,摂食障害,依存症,発達障害,トラウマ関連の問題など,精神科領域の疾患・障害に加え,がん,神経疾患,難病など,身体的な疾患をもつ患者を対象とするグループもある。また,当事者だけなく,「家族教室」や「ペアレント・トレーニング」など家族やパートナーを対象とするもの,トラウマ関連領域で働く看護師や施設職員などの感情労働を担うスタッフを対象とするものなど,当事者のサポーターが対象となる場合もある。
- 教育領域：学校や教育相談機関などでは,疾患や障害の有無にかかわらず,対人交流スキルや児童・思春期年代特有の心理的課題を扱うプログラムが行われる場合もある。
- 司法領域：社会復帰を目指す受刑者や,非行少年などが対象となる。違法薬物の使用や性加害などの犯罪に関する再犯防止を目的としたプログラムなどが実施されている。
- 産業領域：リーダーシップスキルの向上,ストレス管理,チームビルディ

ング，ハラスメント対策など，組織全体での心理的な健康を促進するプログラムが実施され，管理職，中間指導者，新入職員など，キャリア別で対象を分ける場合もある。

2．目的

　ユーザー自身の自発的な内省や，それに伴う洞察を期待する「心理」的な視点に加え，必ずしも自ら主体的に適切な知識や情報にアプローチすることができるとは限らないユーザーに対し，援助する側から有益であると考えられる情報を系統的に伝え，ユーザーの変化や成長を促進するための「教育」を取り入れた援助を提供する。実施機関や対象により異なる部分もあるが，以下のようなことが基本軸となる。

- 適切な情報提供：疾病・障害に罹患した初期段階で，治療機序や症状への対処法などについての知識や情報を支援者側から提供する。これにより，ユーザーの主体的・積極的な治療への参加を可能とし，再発防止や予後の改善にも寄与する。また，一次予防を担う現場では，精神的・身体的不調や，社会生活上の問題を未然に予防し，健康維持や主体的で豊かな生活をサポートする役割も果たす。
- 自己理解・自己受容の促進：個人が自分自身の感情，思考，行動に対する理解を深めることにより，生活上の問題や対人関係上の課題を認識し，解決に向かう糸口を発見する。また，共通のテーマをもつ者同士が集まる場で，普段他の人とは話しにくいような経験や気持ちを語り合う中で，他者と照らし合わせながら自身のおかれた状況や，自分の中にある思い・ニーズに気づき，集団の中で自己受容をしていく機会ともなり得る。
- エンパワーメントとコーピング・スキルの獲得：人々を孤立させてしまうような病気や困難を共通項として集まったメンバーとの交流で，「苦しんでいるのは自分だけではなかった」という普遍性を感じ，共通の問題に共に立ち向かう仲間としての結束，凝集性が育まれることによるエンパワーメント効果が期待される。また，ストレス・マネジメント能

力の向上や，適切なコミュニケーション・スキルの獲得を目指し，問題解決のための具体的かつ効果的な方略を実践可能とする。

3．グループ構成

　グループメンバーの人数は，4名から10名程度の小グループで実施するのが一般的である。レクチャーの内容に関するメンバーの理解度を丁寧に確認しながら進行し，ロールプレイやホームワークの発表に全員が関わることの出来るのがこの人数である。

　ファシリテーターやリーダーと呼ばれる支援者は，2名以上を配置できると，役割分担が可能となることに加え，専門性や感性の異なる視点でグループを捉え，関わることができるため理想的な形である。ただし，人的資源に制約が伴う現場も多いのが実際のところであり，1名のファシリテーターが運営する場合も十分に考えられる。

II　治療構造

1．実施の場

　病院，精神保健福祉センター，児童養護施設，学校，刑務所，企業など，多くの現場で各々の役割やニーズに応じた実践がなされる。また，近年ではオンライン・プラットフォームを活用した心理教育グループも増加している。定型のワークブックなどを使用することにより，多くの現場である程度均質なプログラム運営が可能であるというメリットがあり，規定の研修を受講することにより実施資格を得られるものもある。

2．時間・期間

　各セッションの時間は通常60分から120分程度だが，内容やグループの特性によってはこれ以上の時間を取ることもあり，長すぎず，短すぎないバランスが求められる。

　プログラム全体の期間は，数週間から数カ月にわたることが一般的で，週

に1回以上の頻度で行うインテンシブなものから，月に1回程度の頻度で長期的に継続するものまで，目的やニーズに応じたセッティングとなる。また，全体の回数は，1回で完結するものから10回以上実施するものまで幅がある。

3．場所

グループを実施する場所は，プライバシーが守られ，外部の音が最小限に抑えられている部屋であることが望ましい。基本的には力動的グループと共通するところが多いが，心理教育では資料の配布やワークへの書き込み，画像や動画を用いたレクチャーを行う場合も想定され，必要に応じてテーブル，ホワイトボード，プロジェクターなどの使用が可能な部屋を準備する。

4．併行して行う治療

医療機関における心理教育プログラムの参加者には，多くの場合，個別の主治医や担当者がおり，彼らによってプログラムへの参加を勧められるケースが一般的である。このため，心理教育を運営している機関内で，並行して個別の診療や面接を受けているという治療構造となる場合が多く，心理教育でその時扱っている内容を，主治医や個別面接担当者とも共有されていると，双方からの介入が一貫したものとなりやすい。

Ⅲ　始め方・進め方

1．メンバーの集め方

個別の主治医や担当者がいる現場の場合，事前に心理教育の日程，対象，目的などをアナウンスし，主治医や担当者が適応であると見立てたケースを紹介してもらえると，課題やニーズをアセスメントしたうえでの参加となるためスムーズである。施設内で情報を掲示し，誰でも希望すれば参加可能とする場合には，事前に心理教育の担当スタッフがアセスメント面接を行えることが好ましい。

複数回に渡って実施する心理教育プログラムは多くの場合，実施回数や各

回のアジェンダが決められており，ステップ・バイ・ステップで毎回学習する内容を積み上げていくことに治療的意味がある。よって，メンバーを募集する際には，スケジュールを事前に提示し，なるべく毎回参加することが可能であることを参加条件とする必要がある。やむを得ず欠席したメンバーがいる場合には，翌回の最初に前回分の内容を丁寧に振り返る時間を持つ，個別に欠席回の内容を伝える時間を持つ，などのフォロー体制を検討しておくことも必要である。

2．内容

　グループで実施する心理教育のアジェンダは，①ウォーミングアップ，②ホームワーク報告，③ワークブック等を用いたレクチャー，④ロールプレイ，⑤シェアリング，そして⑥スタッフ・レビュー，といった流れで行われることが一般的であろう。以下，各パートについて，その役割と留意点を示しておきたい。

①　ウォーミングアップ

　一定期間内に必要十分な効果をもたらすことを目指す心理教育グループでは，メンバーに生じる初期不安をなるべく早い段階で和らげ，メンバーが安心感をもって積極的に参加できる雰囲気づくりのため，ウォーミングアップのための自己紹介・近況報告・アクションを用いたワークなどを行う。具体的なウォーミングアップのための技法は成書（高良, 2013）にてさまざまなものが紹介されているが，メンバー間の言語的交流を促したいのか，アクションへの抵抗を和らげたいのか，身体感覚への注目を促したいのかなど，メインとなる心理教育の内容へ方向づけられるためのワークを選択することが望ましい。

②　ホームワーク報告

　複数回に渡る心理教育プログラムでは，その日のセッションで学習した知識やスキルを，日常生活で実践してみるというホームワークがプログラムに組み込まれていることが多い。学習したスキルを日常生活で実際にやってみ

ると,「上手くいかなかった」「思っていたのと違う反応が返ってきた」などといった，メンバーそれぞれの現実生活や心理的課題を反映した感想が多数グループに持ち帰られることとなるが，それらを共有し，メンバー同士でアイディアを出し合いながら解決方法を模索したり，お互いの苦労を理解し合えたりする点に，グループという構造で心理教育を行う際の強みがある。

③　ワークブックなどを用いたレクチャー

　心理教育を実践する際には，その日のレクチャーの内容が記された資料や，既存のワークブックを使用することが多い。メンバーにとっては，まずワークブックに向き合い，勉強をするという姿勢で安全にグループに参加することができ，特に対人関係上の課題をもつメンバーにとっては，対人葛藤との性急な直面化からメンバーが自らを守るための「安全装置」としての機能を果たすことにもなる。そして次第に，ワークブックの内容を巡ってメンバーたちがコミュニケーションを開始する。このような点で，ワークブックの内容というのは，メンバー同士をつなぐ「触媒」となり，レクチャーの内容に付随して語られるメンバーたちの経験から，問題を抱えているのは自分だけではないという「普遍性」や，自身の問題を解決できる可能性があるという「希望をもたらすこと」といった治療的要素も体験されやすい。

④　ロールプレイ

　特に対人交流に関連したテーマを扱う心理教育プログラムにおいては，レクチャーを通じて獲得した知識やスキルを，ロールプレイを用いて実際にメンバー同士で言ったりやったりしてみることが推奨される。スキルとなるセリフや態度を練習するという意味合いがあるのは当然のことながら，そのセリフを発してみて自分に湧いてくる感情や，好ましいとされるスキルや態度をとることに抵抗がある自分に気づくことや，他のメンバーに"自分"の役を演じてもらい，その相手役（それは自らの葛藤の対象であることが多い）を自らが演じることで，相手側の視点や感じ方を理解したり，客観的にこれまでの自分の在り方を見つめ直したりできるという点に治療促進的な価値が

ある（中里, 2020）。重要な知識やスキルを身体的・感情的に実感を伴うものとして体験することで，学習した知識は，単なる外から与えられた「正しいこと」だけではない，より意味のある「自分の一部」になっていく。

⑤ シェアリング

その日のレクチャーやロールプレイを通じて感じたことや疑問などを自由に話す時間である。実際に心理教育プログラムを運営していると，時間が押してしまってシェアリングの時間を十分に取れない，という状況になることが少なくないように思うが，可能な限りこの時間を確保できるよう工夫したい。

⑥ スタッフ・レビュー

グループ終了後には，スタッフがそれぞれの立場で気づいたこと，感じたことを振り返る時間を十分にもつのが望ましい。ワークブックを用いて時間通りに進行する，という役割を担ったファシリテーターは，必然的に運営機能にエネルギーを注ぐこととなる。そのような心理教育グループで，全体を見渡し，時にファシリテーターが気づいていないグループの動きやメンバーの表情に気づき，取り上げる，コ・ファシリテーターの役割は重要である。グループの中で扱われなかったことについても，レビューでスタッフ全員に共有されると，翌回以降の介入に活かされる場合がある。

3．終わり方

既定の回数が実施されれば終了となるが，スキルの長期的な定着を目的として，数カ月に1度のフォローアップ・グループを実施する場合もある。この際，異なる期間に同様の心理教育プログラムを受講したメンバーが合同で参加し，近況を報告しあうというセッティングとすることも現実的である。

Ⅳ　事例

以下は，筆者の経験を踏まえた架空事例である。

対象：発達的な特徴（多動性，衝動性，不注意など）のある子をもち，子どもとの関係に悪循環が生じて，悩みを抱える保護者。

目的：子どもの行動の仕組みを理解し，適切な対応を身に着けることで，親子関係を改善する。

ファシリテーターの構成：2名（公認心理師・精神保健福祉士）

施設：総合病院　児童精神科外来

期間：1回90分／隔週／全8回（3～4カ月間）

場所：外来集団療法室

併行して行う治療：医師による診察

アジェンダ：

　第1回　子どもの行動の理解（上手に行動を観察し，その仕組みを知ろう）
　第2回　好ましい行動の増やし方①（肯定的注目の力を使おう）
　第3回　好ましい行動の増やし方②（特別な時間（肯定的注目タイム）にチャレンジ）
　第4回　好ましくない行動の減らし方①（否定的注目による悪循環を防ごう）
　第5回　好ましくない行動の減らし方②（「無視・待つ・褒める」の好循環）
　第6回　上手な指示の出し方①（受け取りやすい指示のコツ）
　第7回　上手な指示の出し方②（危険な行動への必要最小限のペナルティ）
　第8回　まとめ・振り返り

グループ準備期：

　担当スタッフは，案内用のフライヤーを作成し，主治医およびコメディカル・スタッフに内容を周知のうえ，対象となる人への紹介を依頼する。同時に，毎回同じ部屋を確保できるよう，全8回分部屋を予約する。5名の参加が決定し，スタッフは事前に基本的な患者情報とニーズを共有する。メンバーの一人であるAは，ADHDの息子をもつ母親で，日々息子との間で怒鳴り合いになり，手も出てしまうことがある。子育てに自信を失い，実家との関係も悪いため，子どもを施設に預けたいと考えている。支援者への不信感も強く，相談機関を転々としており，初期にドロップアウトしてしまうリスクもあることが事前のミーティングで話し合われる。

グループ初期：

　第1回，ウォーミングアップにて〈うちの子の，困った所と良い所〉を紹介しあう。他のメンバーたちが愛想良く和やかに発表する中，Aは「毎日怒鳴り合いで，家は最悪の状態。褒められるところなんて1つもないです」と思い詰めた表情で目を伏せる。

　第2回のテーマである〈子どもを褒めるときのポイント（近づく，明るい表情，穏やかな声，具体的に，イヤミは足さない）〉のロールプレイに他のメンバーが臨む中，Aは「自分が親から褒められて育っていないので，子どもを褒めるのに抵抗がある」と語る。ファシリテーターは〈肯定的注目の仕方には，"褒める"以外にも，"気づく"，"関心を示す"，"感謝する"など，いろいろなやり方がある。子どもにとっても，どんな肯定的注目が受け取りやすいかは人それぞれ〉ということをグループに伝え，〈Aさんが「抵抗がある」と教えてくれたおかげで，この話ができました〉と感謝した。

グループ中期：

　第4回，前回のテーマである，〈子どもと親の特別な時間を作って，肯定的に注目してみる〉という内容を実践するホームワークの報告場面。Aからは「10分間特別な時間にしたはずが，一緒にゲームをしてあげても子どもが悪態ばかりつくので，こちらも頭に来て言い返し，怒鳴り合いになった」と，辟易とした様子が窺われた。ファシリテーターが〈よくトライしてみましたね〉と労い，〈悪態息子・悪態娘がいるお宅，他にもありましたっけ？〉とグループを見渡すと，メンバーBが「うちの悪態娘も，ああ言えばこう言うで，本当に憎たらしい！」と反応した。ワークブック上，ここで振り返るべきことは〈小さな良い行動を見つけて，褒める〉であるが，グループは「憎たらしい！」に大いに共感し，ロールプレイでは"上手に褒める親"を練習するのは後回しにし，交代で見事なまでに"憎たらしい我が子"の役を演じ，終始険しかったAの表情も一気に晴れた。ファシリテーターも〈これは強敵で大変だ〉と，メンバーたちの苦労が腑に落ちる。そのうえで，〈今日のテーマ，好ましくない行動に対する"無視"のスキルは，ああ言えばこう言う悪循環に役に立つかも知れません〉とワークブックに戻っていく。レクチャー

の内容を基に，メンバーたちはお互いの家庭でのスキルの使いどころを話し合い，再びロールプレイで"無視"で待ちながら褒められるポイントを探す練習を，面白がりながらしている。

グループ後期：
　第6回，前回のテーマである〈好ましくない行動には反応せず，"無視"を使いながら待って，好ましい行動が出てきたらすかさず注目する〉という内容のホームワーク報告。Aは「この2週間，子どもも私もかなり穏やかに過ごせました」と話す。「以前，私役をやってくれたBさんに，子ども役として『謝りなさい！』って怒鳴られたら，意地でも謝らない！って気持ちになったんです。だから悪態つかれても，反応しないで"無視"して，しばらくして子どもが宿題始めた時に，『手伝うことある？』って声をかけたんです」と報告したAに，メンバーたちは「派手に褒めなくても，そういう肯定的注目の仕方もあるんですね！うちでも使ってみます」とAの成功を喜び，モデルとした。
　第8回(最終回)，Aは「子どもを煽って大騒ぎにしていたのは私の反応だったんだって，ハッとしました」「周りのママたちは，大変ね，とは言ってくれるけど，子どもの障害の話はできたことがなかった。ここで同じような苦労をしている皆さんと話ができたことに救われたし，綺麗事だと思っていた"肯定的注目"も，驚くくらい私を楽にしてくれるスキルになりました……」とはにかんだ。
　グループ終了後，主治医との間でもたびたび心理教育で習った用語が登場し，日常で活用している様子が報告されている。また，A自身の希望により，グループ終了後より心理士による個別の母親面接を実施することとなった。

V　ファシリテーション，グループ介入の仕方

1．ワークブックを用いた心理教育での基本姿勢
　心理教育グループは，知識や情報の提供を主な目的としてスタートし，グループが進むと共に，徐々に，あるいはあるときに，個人の情緒的側面や，

グループ内でも起こっている対人的葛藤に光があたり，浮き上がってくるプロセスがある（西村，2021）。ファシリテーターは，"図"の部分である「アジェンダ通りに進める，ワークブックを用いたレクチャー」の背景には，絶えず"地"として底流する「アジェンダ通りではないかもしれない，感情体験や関係性の課題」が存在していることに意識的でありたい。以下の基本姿勢は，メンバーが自分の考えや感情をグループの場で言葉に出してみることを促し，それに対するグループからのフィードバックを得る体験を支える。

基本姿勢１：よく見て，よく聴く

　まずは，一人一人のメンバーに関心をもって，どんな表情をしているのか，誰の話に頷いているのか，いつもと違う様子は無いか，声のトーンはどうか，など，メンバーに関心を向けてみる。そして気づいたことがあるならば，そのことを〈みなさん険しい表情をしていますね。今の話はピンと来ない？〉と，グループに投げかけてみることもある。この働きかけには，メンバーたちが思っているが言葉にしていないことを，言葉にしても良いのだというメッセージとしてグループに浸透するかもしれない。

基本姿勢２：グループで考える

　ワークブックを使って進行する役割を担っていると，メンバーたちから問われる疑問や問題解決方法について，全てファシリテーターが答えねばならないという強迫的な思考に陥ることがある。そしてそのような時，残念ながらファシリテーターの中に素晴らしい答えがある訳でもない（たまにはあるかもしれないが）。ファシリテーターの仕事は，無理矢理答えを絞り出すことではなく，グループがそのことについて，どう考えるか，どう感じるかを話し合う手助けをすることである。〈今のご質問，私も難しい問題だなと感じていますが，皆さんはいかがですか？〉あるいは〈同じようなご経験をされた方がいますか？〉，〈いや〜，それは大変だ，どうしましょう？！〉などと言ってみるかもしれない。

基本姿勢3：肯定的な態度を示す

　グループにおいて，課題への取り組みに抵抗を示すメンバーや，内容に対して批判的なメンバー，あるいは，一般的・倫理的には決して肯定できない内容を語るメンバーに対しても，その発言や感情に丁寧な関心を向け，本音を語っているという点で大いに認め，歓迎するファシリテーターの姿勢は，メンバーたちの情緒的率直さを守り，彼らがグループに受け止められながら自身の問題に気づいたり，他のメンバーをモデルにして行動を変容させたりするチャンスを生む。例えば，「今朝，子どもを殴ってしまいました」というメンバーに対し，〈殴ることもたまには必要ですよね〉などとその内容を肯定するのではなく，〈言いにくいことを，よく話してくださいましたね〉と，勇気をもって率直に語ったこと，グループで扱ってみようとしていることを大いに肯定するだろう。すると，それまで自身の問題に触れようとはして来なかった他のメンバーにも，「言いにくかったけれど，実は……」という，本音を語るチャンスが開かれる。グループにおける"肯定的態度"は，個と個であったメンバーを繋ぎ，扱いにくい問題や感情を抱える容器とするための"接着剤"のような働きをするだろう。

2．実感をもてるやり取りにしていくための覚書
覚書1：過剰適応／非メンタライジング状態への注意

　さまざまな例外や個別の事情がある中で，ワークブックに沿って"正しい知識"を提供し，"正しいスキル"を身に着けてもらう，という心理教育プログラムを運営していると，グループが実感と乖離のある上滑りした感覚に支配されているようなときがある。これは，「この問題の原因はこれです」「こういう時には，こう対処しましょう」という，即時的解決思考に繋がりかねない情報を提供する心理教育の性質上，当然起こり得る事態であり，メンバーもそれに"過剰適応"し，実感や本音から離れ，"望ましい答え"をグループに差し出すことがある。このような非メンタライジング状態（Bateman & Fonagy, 2004）から抜け出す1つの手は，〈何か引っかかっていることがある人はいませんか？〉などと，グループの流れに石を投げてみる，あるい

は水を差してみるという働きかけだろう。心理教育のような構造的グループにおいては，物理的行為という手段のみによって心理的状態は解決される，という確信がグループを支配しやすく，スキルとして学んだ行為の背景に生じてくる重大な心理的葛藤が切り離され，無かったことにされてしまう危険がある。これに対し，情動的風土（AGPA, 2007）を守れるか否かが，グループの成否を分けると言っても過言ではない。"How to"の情報を巡るやり取りをしている段階から，"気持ちを共有"する段階へとグループ・プロセスが動くとき，ワークブックに書いてある知識は，グループの中で感じた温かさや安心感や親しみといった情緒と結びつき，日常生活に汎化していく。

覚書2：ワークブックの内容と，今このグループで体験していることの一致性

褒めることが苦手な親が，子どもに「肯定的注目」を与えるスキルを学ぶ際，グループメンバーである親自身が，ファシリテーターや他のメンバーから「肯定的注目」を向けられる体験を十分に味わうことで，そのスキルが使えるようになるということがある。あるいは，人前に出るときには酒を飲んで緊張を緩ませないといられない依存症者が，たまたま今日このグループにはシラフで参加していて，「ここではしゃべらなくても許される，いるだけで良いと思っている。ワークブックに"安心できる環境にいられれば依存物質に頼らずに済む"と書いてあった。これが"安心"というやつか……」という発見をすることもある（中里，2020）。

ワークブックに明示される心理的課題や対人交流上のスキルは，今まさにグループで体験している感情や関係性とオーバーラップしながら，メンバー各々の自己理解や，対人交流スキルとして結実していく。

VI おわりに

ファシリテーターが，メンバーとメンバーを繋ぎ，ワークブックの内容とグループを繋ぐ仕事をすることで，無味乾燥だった"正しい知識"が，実感

や情報を伴う"大切にしたい情報"として味わいを変える。グループがメンバーの心に愛着対象として内在化され，自分の中の触れられなかった感情を探索する内的エネルギーの源となった時，心理教育プログラムは最大限の力を発揮する。

文献

AGPA〔American Group Psychotherapy Association〕(2007) Clinical Practice Guidelines for Group Psychotherapy.（日本集団精神療法学会監訳，西村馨・藤信子訳（2014）AGPA 集団精神療法 実践ガイドライン．創元社）

Bateman AW & Fonagy P (2004) Mentalization based treatment of BPD. Journal of Personality Disorders, 18 ; 36-51.

後藤雅博（2001）心理教育の歴史と理論．臨床精神医学，30(5)；445-450.

裵岩秀章（1998）心理教育の実践の現状．こころの健康，13(2)；18-21.

中里容子（2020）依存症プログラムから考える，「感情を扱う」ということ．集団精神療法，36（1）；50-55.

西村馨（2021）集団療法における対人交流．精神科治療学，36(11)；1271-1275.

高良聖（2013）サイコドラマの技法―基礎・理論・実践．岩崎学術出版社．

田辺等（2017）グループの治療的・成長促進的な力を活用するということ．こころの科学，192(3)；8-14.

第2章　グループの活用方法

4　サポートグループ

高橋裕子

I　サポートグループ

1．サポートグループの対象

　サポートグループの対象は，何らかの支援を必要としている人であることから，誰しもサポートグループの対象となる可能性を持っていると言える。一般に，サポートグループとして思い浮かぶものは何であろうか。がんや難病，糖尿病などの慢性身体疾患，アルコール依存症や統合失調症などの精神疾患の治療に際して医療領域で行われるものがそのひとつである。治療・療養期間中に治療意欲や療養への動機付けを維持し，治療や療養に伴う困難や苦悩に対処する上で当事者や家族の拠りどころとなるため，グループは補助的な役割を果たすように見えるが，時に心理的なサポートによって主たる治療の中断が回避されることもあり，身体疾患治療の両輪のような位置づけであることも珍しくない。

　他方，日常に生じるさまざまな課題を支援するグループもある。災害や事故，事件による外傷体験，子育てや不登校など家族や教育，コミュニティに関わる課題，看護師や消防士，警察官などストレスの高いヒューマンケアの職業に従事する人たちのためのメンタルヘルス，職場や学校などにおける対人関係上の問題を例に挙げることができる。このように，何らかの支援や他者とのつながりの中で課題に向き合うことを必要としている人が複数いれば

サポートグループは一つの選択肢になり得ると言える。

2．サポートグループの目的

　サポートグループの目的は，グループメンバーがそのグループのテーマとなる事柄に関する各自の体験を語り，相互に支え合う中で課題の解決や軽減を図り，その背景にある喪失や悲哀などさまざまな感情体験を心に収め，より適応的なあり方への変容にある。グループの中心的な作業となる「語り」を促すためにはメンバーにとって安全な環境を保障することが何より大切である。そのためには，グループの目的や運営上のルールを理解した上での参加を促すことが重要であるが，例えばグループ内で語られたことをメンバーに断りなくSNSに開示することなどはその安全性を脅かすことになるため例外なく禁止されている。ただし，グループの中で得られた良い取入れを実行する際にグループ内の情報をグループ外の他者と共有して協力を得る場合，個人が特定されないように話題にすることなどはあり得ることである。単に守秘がなされればよいのではなく，メンバーがグループへの信頼と配慮をもってグループ内の情報を取り扱っているか否かが重要である。

3．グループリーダー構成

　サポートグループは，10名未満の小規模のグループまたは10〜20名程度の中規模のグループであることが一般的であり，リーダーは1〜2名が標準とされている。コ・リーダーがいる場合，グループの進行を担うリーダーとは異なる視点でグループの観察が行われ，進行を補う役割も加わることからグループを多様な視点によって運営することができる利点がある。その場合，二人のリーダーの関係性がグループの展開に大きく影響することは言うまでもない。両者が十分な意思疎通を図り，グループ運営に携わることが求められる。

　当事者による患者会や断酒会，心身の障害・慢性疾患児の親の会など，サポートの対象となる課題を持つ当事者やその家族などが自らグループを立ち上げて相互に援助する形をとるセルフヘルプグループの場合，グループの世

話役をする非専門家のメンバーがリーダーとなることがある。複数名の世話役がいることも珍しくなく，時には専門家と協力しながらグループの世話役がグループプロセスの進行状況を見極め，運営責任を担うこととなる。集団精神療法においてはメンバーとリーダーとはグループ内の役割が明確に区別されるが，セルフヘルプグループの場合にはあえてその壁を取り払うところにセルフヘルプ（自助）によるサポートの原点があると見なすことができる。

II　サポートグループの構造

1．実施の場

　サポートグループは地域の公的機関，医療機関，教育機関などさまざまな施設で行われる。定期的な開催となるため，一定の場所を決まった時間帯に確保できることが不可欠である。開催場所のわかりにくさが参加意欲を減退させてしまうこともあるため，初回の参加がスムーズに行える案内がなされていることも大切である。

2．時間・期間

　サポートグループ1回あたりの時間は，メンバーそれぞれに発言をする／しない機会が保障されるためにグループセッションの標準である1回90分程度が望ましい。頻度はグループの目的にかなった形で設定され，集中的なサポートを必要とするグループの場合には週1回など通常の心理療法に近い頻度となることも考えられる。しかし，一般的なサポートグループはもう少し緩やかにメンバーをサポートする設定が多く，その場合は月1～2回の頻度が選択されている。

　サポートグループは，サポートの対象となるメンバーが存在する限り継続されることが望ましいが，グループサイズを一定程度に保つためにメンバーの年齢や参加期間，到達目標など一定の条件のもとに人数を制限することもある。ただし，グループの目的がサポートである以上，ニーズを持つメンバーが参加し続けられることが望ましい。

サポート対象が新たに参加する可能性が見込まれるときにはメンバーが適宜入れ替わりながら長期にわたり，時にはリーダーの交代を経ながらグループが維持されることとなる。

3．場所

　サポートグループを行う場所は，グループの安全性を保つため，参加メンバー以外が頻繁に部屋の付近を行き来したり，グループ開催時間中に無関係な人が入室したりするようなことのない静穏な環境が望ましい。グループ開催中，室外にグループ活動を行っていることを表示して周囲からの配慮を求める工夫が必要な場合もある。

　部屋の広さは，メンバー全員が席についても窮屈に感じないことが大前提であるが，室内のレイアウトはそのグループの目的やプログラム内容に最適な環境となるように設定する。椅子を使うか，床に座るか，机を使用するか，また，それらを円形に並べるのか，スクール形式で一方向を向いた形にするのかなどについて，まずはリーダーがグループの目的を達成できる安全な環境だと思われる設定を検討して開始する。プログラムの内容などによっては毎回室内のレイアウトが同じだとは限らないこともあるが，場の設定はメンバーやグループプロセスに大きな影響を与えるため，設定の変更を行う場合にはその情報があらかじめメンバーに伝えられ，了解を得ていることが望ましい。

4．併行して行う治療

　身体疾患のサポートグループの場合，薬物療法など身体疾患の治療内容に関しては主治医との間で話し合われるべきことであるため，一般的にグループ内で直接取り扱うことはしない。ただし，治療や療養にまつわる心理的課題や当事者側の苦痛や抵抗感，主治医との関係性が課題となる場合などはサポートグループ内で話し合われ，現実的な解決を図っていくことがある。治療関係に課題がある場合，サポートグループのリーダーがメンバーである当事者からの希望によって主治医との関係を仲介する役割を一旦引き受けるこ

ともあり得る。ただし、あくまで当事者と主治医との直接的な関係構築をサポートする役割としての一時的な介入に限られたものである。

　サポートグループ内では扱いきれない個人的な課題が治療・療養の妨げになっている場合や他機関で治療を行っている場合、グループへの継続参加と並行して個人や家族を対象とした心理療法、何らかの教育プログラムへの参加も考えられる。その際、グループと個人療法の担当者との間に多重関係が生じないことが心理療法の原則である。しかし、臨床場面においてはこの原則通りに進められない場合があり、同一の担当者が両方を行うコンバインド・セラピーを選択せざるを得ないこともある。その場合には個人療法のセラピスト-クライエント関係において取り扱われた内容をグループに持ち込まないように十分に配慮しなければならない。他方、両方を担当することによる利点がある事例も報告されていることから、慎重に検討して適用することが求められる。

　このような個人療法との併用は、先に挙げたさまざまなサポートグループにおいても適用となる可能性がある。また、サポートグループを求める契機となった課題によって不眠や不安などの精神症状が生じる場合、薬物療法が必要な事態も考えられる。その際は、専門家を紹介して連携しながらサポートを継続することとなるが、症状が深刻な場合には一時的にサポートグループへの参加を見合わせ、回復を待って参加を再開することもあり得るため、精神症状の治療を担当する主治医と密に連携する必要が生じる。

　サポートグループは、参加者や目的が異なる場合には同時期に複数のグループに並行して継続参加する例も認められる。必要なサポートを選択し、自由に参加することが可能であるが、治療者や治療機関を限定することが当然である心理療法の原則に照らして考えると、構造化の度合いが異なると言える。

Ⅲ　始め方・進め方

1．メンバーの集め方

　サポートグループの目的を説明する際、現在課題となっていることを話す

場だと案内してもなかなかメンバーが集まらないことがある。何を話せばよいのかわからない，人前で話すことは苦手だとの理由で参加をためらったり，参加の必要性を感じていても行動に至らない場合も少なくない。話し合うテーマを明示し，参加した際には有益な情報が提供されるなど明確なメリットをわかりやすく示すと勧誘がやや容易になる。

　メンバーは通常，何らかのニーズをもって自発的に参加する割合が最も高いが，誰かに勧められて参加に至るなど参加動機が弱いことも珍しくない。そのようなときにはサポートが継続するようにグループの目的の理解を促し，参加初期の段階で個別の働きかけをしっかり行うことによって動機づけを高めていくことが重要である。サポートによるメリットが自覚できたり，メンバーとの関係性が構築されるとそれらが誘因となって安定的な参加へと移行することが認められる。

　グループに参加したメンバーが自らの体験を十分に語り，グループとしての相互性が維持されるためには，先に述べたように小規模または中規模のグループ構成が望ましい。しかし，厳密に人数を制限することが重要なのではなく，言語的・非言語的な交流が保たれる場を作れるか否かを重視して参加者数を設定することが大切である。柔軟に新しいメンバーを受け入れながら進めて行くことがグループプロセスを促進することもあることから，メンバーが自由に入れ替わり，特にメンバーを固定せず，その時々の参加者でセッションが行われる形式であることも多い。実際にはグループプロセスが一定以上進まなければわからないことも多いが，グループ内で取り扱う課題がメンバーの個人史に深く関わり，無意識レベルの課題を含む方向に進んだ場合などは，グループ終了までメンバーを追加・変更しないクローズドグループとして運営することが望ましい場合もある。サポートグループは構造化が緩やかではあるが，時に配慮を要する場合があることを忘れてはならない。

2．内容

　サポートグループの場合，メンバーとして参加する際のルールはかなり多様である。自己紹介をしてメンバー同士が相互に知り合い，グループ外でも

交流を深めることができるものから基本的にはメンバー各自の個人情報を明かさずに匿名で参加・運営されることもある。この両極のどのあたりをそのグループの原則とするかはメンバーそれぞれが選ぶ訳ではなく，グループ全体で統一されている。このようなグループ運営上の原則をグラウンドルールと呼ぶ。サポートグループの構造は比較的緩やかではあるが，メンバー全員がこの原則を尊重して運営を進めることがサポートグループの安全性を維持する上で非常に重要である。

　主な活動内容はそれぞれの体験を語ることであり，質問や意見を交わしたり，相互にメンバーの語りに共感したり，体験を共有したりすることが中心となる。時には助言や判断を求められることもあるが，グループ全体で考え，話し合うことに意義があることも少なくなく，必ずしも結論を一つにまとめたり，正解にたどり着くことが重要な訳ではない。例えば，これから開発される薬物の発売を待って病気を治したいという期待を込めたメンバーの発言があった場合，他のメンバーがその意見をどのように思うのかを尋ね，可能性に賭けたい気持ちを受け止めながらも現実検討を促し，まず現状の中で選択できることから取り組む提案をしてみることなどが考えられる。語りの内容はあくまで自由であり，その内容の正誤を判断するのではなく，何をサポートしようとしているのか明確に伝わる働きかけが求められると言える。単に語りを受容することだけが真のサポートになる訳ではないことを心に留めておく必要がある。

3．終わり方

　サポートを目的とするグループである以上，サポートが不要になれば参加終了となる。オープングループの場合にはグループを閉じるのではなく，メンバーが「卒業」し，グループに所属しなくなる。メンバーの参加目的が達成されたことは喜ばしいことではあるが，残されるメンバーにとっては大きな喪失体験でもある。そのような時，卒業するメンバーがグループに残ることを希望してメンバーとリーダーとの中間に位置するオブザーバーとしての役割を果たすこともある。卒業したメンバーにとっては自らの体験を他のメ

ンバーのために活かすこととなり,卒業に至った努力への自己評価にもつながる。他のメンバーにとっては身近な生きた目標となることも少なくない。

Ⅳ　ファシリテーション,グループ介入の仕方

　リーダーは,メンバーがグループのテーマに関する経験やそれに伴う感情を語ることを促し,相互に意見を交換する場を守る役割をとる。メンバーそれぞれによる異なる価値観の表出を保障し,意見の対立も容認するが,単なる批判や中傷はその発言の真意を確かめてグループの目的であるサポートにつないでいく介入が必要である。グループの内と外を区別するバウンダリーは緩やかではあるが,リーダーはグループがサポートを提供できる場として機能するようにグループの内には常に注意を注いでいる。ただし,力動的なグループのようにメンバーの在り様やメンバー間の力動について介入を行ったり,洞察を促すことはよほどのことがなければ行われない。そのため,リーダーが集団精神療法の特定の理論や技法の習得が必須と言えない面もあるが,グループ内で何が起きているのかを明確に把握しなければ安全なサポート環境を提供することはできない。サポートの必要性が生じた課題を軽減・解消し,グループのサポートによって順調に進み始めた内容が継続していくためには一定の行動修正や継続に向けた行動のコントロールが必要となる。サポートグループはまさにこの行動変容の継続をサポートすることが目的であると言える。そのためには,ヤーロム（Yalom, 2005）の治療に対する基本姿勢のように,リーダーは暖かく,グループに深い関心を向けて関わると同時に厳しさと深い思慮を備えた態度を保てることがグループへの介入技法以上に重要であると考えられる。このような枠組みの緩やかな寛容さは,自由に発言し,時には「言いっぱなし,聞きっぱなし」で済ませられる場を醸成し,グループ外でのメンバー同士の交流が基本的には任意であり,グループの運営側がサポートに役立つと判断すればメンバー同士の交流を促す場合があることにつながるものである。

V　事例

　サポートグループの事例として認知症家族の介護者を対象としたグループを紹介する。以下は，筆者の経験を踏まえた架空事例である。

1．グループの目的
　認知症当事者の介護をする家族が経験を共有し，相互支援を行う。

2．グループの構成
　認知症治療専門クリニックに通院する患者の家族を対象とし，主治医より参加を勧められた家族（同居，別居を問わず）が希望時に参加した。毎回5名〜10名の参加者があり，リーダーはクリニックの心理師と看護師が務め，1クールに1回グループの立ち上げに関わった心理師が参加する。

3．期間
　月1回の開催。半年を1クールとし，各クール終了時に希望すれば継続参加となる。診療のために来院した折や電話などで参加の事前連絡を依頼しており，毎回開始前に概ね参加メンバーの把握が可能であった。

4．経過
　X年，グループ開始時に参加を希望した70代男性のAさんは，大手企業で長年管理職を務めた男性である。数年前に認知症症状が出始め，症状の進行とともに日常生活上の困難が増している妻との生活をグループ内で事細かに語り，その内容は他のメンバーの賞賛の的であるほど念入りなものであった。妻はまだ症状が軽い方であるため何とか進行を食い止めたいとの思いを繰り返し語っていたが，現実にはさまざまな出来事が起きてAさん一人では対応が難しくなっており，第2クールが終了する頃には病気が進行するなら自分が変わるしかないと気づいた，と述べて「まだまだ自分が変われない

ので今回も参加してみなさんの意見を聴こうと思います」と継続参加を決めた。

　第3クールは日々の生活の中で妻から目を離せなくなった苦労を自身や妻の感情とともに語るようになり，新たに加わったメンバーにアドバイスをすることもさらに増した。第4クールには妻の施設入所を決断して介護には直接携わらなくなったため，「本来は来てはいけないかもしれないが，オブザーバーとしてでも」と継続参加を希望し，グループでは介護を続けられなかった「敗北感」，介護を手放して自由に外出できる喜びと同時に妻を「見捨てた罪悪感」が沸き起こることなども語られた。第5クールには自身が体調を崩して入院し，独居の不安から自宅に見守りシステムを導入したこと，入所中の妻の安定した様子を見ると罪悪感が軽減するが，自宅を離れて元気にしている妻を目の当たりにすると寂しさも感じるなど「矛盾した思いが渦巻いている」胸中を言葉にした。

　第6クールに入ると新しいメンバーの語りに応じて自身の体験を通して現在感じていることを述べ，「今を楽しく」が最も大切だと励ました。また，グループに参加すること自体が自分の会話不足や孤独感の解消になるとも表現するようになった。その後，Aさん自身が大病を患い，グループへの参加がかなわなくなり，第6クール半ばまでの参加となった。

5．グループについて

　家族の介護に携わる配偶者，きょうだい，娘や息子，娘や息子に伴われた孫がメンバーとして参加したこともあった。単回の参加から数クールにわたる参加までメンバーの参加期間には幅があり，それぞれがグループに求めるもの，得たものも異なっていたと考えられる。このグループ開始の契機はいわゆる「介護うつ」と言われるような家族の深刻な心理状態や目の前の家族の病状を受け入れ難く，適切な対応が行われないために家庭内に混乱が生じる例が複数認められたことであった。

　親族にも話しにくい内容をこのグループ内ではありのままに語ることができ，体験を分かち合い，相互援助を必要としているメンバーの拠りどころとして機能し得た要因のひとつは，主治医と心理師が適宜参加を必要とするメ

ンバーを選定できたことによると考えられる。特に，男性メンバーの定着の割合が高かったが，地域の男性介護者のグループにも参加しているメンバーが「日常生活に必要な情報や技術も欲しいけれど，色々話してわかってもらえるところが他にはなくてここに来ている」と語られたことがあり，慣れない家事をこなさねばならない苦労を率直に語り，家族外の人たちとの交流が少なくなりがちではあるものの，かといって元気な人たちとも境遇が異なると感じるため，社会的な広がりが乏しくなる状況を助ける意義があることにも気づかされた。他方，「話したらその時は元気が出るが，現実は変わらない」との発言が異なるメンバーから何度か認められ，グループだけではサポートしきれない現実があることをメンバーとともに痛感する場であったとも言える。

ボス（Boss, 2006）は認知症による個人の変化など曖昧な喪失は解決できない問題であるため，治療目標はそれに耐えられるレジリエンスを育てることだとしている。このグループはメンバーそれぞれのレジリエンスを刺激し，次のグループ開催日まで日々を乗り越えることに幾許か寄与できたところがあるのではないか考えている。

Ⅵ　おわりに

サポートグループは，個人療法よりも多数の人が共有する課題に同時に関わり，安全に他者との関係性を築きながら相互に取り入れや支援が行われる。そして，グループにおける体験がグループ終了後も社会的な基盤の一部となり，内在化された他者との関係性となってメンバーを支える可能性が開かれている。このような多様な意義と可能性を備えているところがサポートグループの大きな特徴であり，現代社会において求められる社会資源の一つであると考える。

引用・参考文献

Boss P (2006) Loss, Trauma, and Reselience : Therapeutic Work with Ambiguous Loss. W.W. Norton.（中島聡美・石井千賀子監訳（2015）あいまいな喪失とトラウマからの回復―家族とコミュニティのレジリエンス．誠信書房）

永山智之（2023）自閉スペクトラム症のある不登校生徒へのコンバインド・セラピーの活用プロセス―個人臨床家によるグループ活動の導入と展望．学校教育相談研究, 33；15-24.

Rutan JS, Stone WN & Shay JJ (2014) Psychodynamic Group Psychotherapy, 5th Edition. Guilford Publications.

Yalom ID & Leszcz M (2005) The Theory and Practice of Group Psychotherapy, 5th Edition. Basic Books.

コラム② グループを臨床に生かすには？
―個人，家族，グループという連続的な視点から

北西憲二

はじめに

　集団精神療法と呼ぶと，敷居が高くなるかもしれない。しかしグループの持つ力，その臨床的な活用の必要性について，メンタルヘルスの専門家は異議がないであろう。しかし意外にも（残念だが），日本集団精神療法学会の広がりはあまりないように感じられる。グループは日常的に行っており，その重要性は認識しているが，集団精神療法と命名されると，ハードルが高く感じるかもしれない。

　集団精神療法のトレーニングの一つである体験グループは，これに参加してから，グループがイヤになってしまったということを以前に聞くことがあった。体験グループとは，グループメンバーとしての経験を積むことであり，その重要性は言うまでもないだろう。しかしこのような体験グループが苦手という人もいることもたしかである。私も実を言うと，この体験グループが当初は苦手で，どちらかというと事例の検討，グループ力動の理解や介入法などのワークショップなどに参加することが好きであった。

　現代はインターネットが普及し，直接的なリアルな経験をすることが少なくなってきた。情報社会であり，それはすなわち情報過多社会である。このような時代だからこそ適切なグループの経験をすることが，児童，思春期，さらにさまざまな対人関係の領域（これはいわゆる疾患カテゴリーを超えて）で行き詰まった人たちに有効な手段であろう。

　一方で，適切なグループ力動などの理解，手引きなしにグループを使うことは，危険である。グループでの体験が傷つき体験ともなりかねない。この時代に合った治療装置としてグループをどう活用するのか，今後も試行錯誤が必要となろう。

　日本集団精神療法学会の役割はそのような意味でも重要で，敷居の低い，多様で魅力的な治療者向けプログラムの提供が望まれる。

　本書がその手引き，導き手となることが望まれる。読者がグループをやってみようか，さらに今までの経験を見直してみようか，あるいは学会に参加し，

初心者向けのプログラムにでも出てみようか，などと本書を手に取って考えてもらえることを期待している。

1. 集団精神療法（グループ）と家族

　私は，対話的精神療法として外来森田療法の専門外来を行っている。そこでは，個人面接，カップル面接，あるいは親子面接など家族面接を行うことも多々ある。

　日本集団精神療法学会には学会初期から（その混乱期）から参加し，それ自体が貴重なグループ体験だった。そのような経験からグループはもめるもので，しかし大きな目的（治療でいえば最初に同意した治療の目的）さえ見失わなければ，あるいはそこに立ち戻れば，何とかなるという経験をした。また当時は入院森田療法に携わっていた。その治療的枠組みは，治療的関係（個人精神療法）を軸に，グループと作業（さまざまなアクティビティ）からなる。これらが相まって，患者たちの変化を引き起こすことが理解されてきた。グループの治療的な力の再発見でもあった。デイケアやリワークあるいはグループとアクティビティの組み合わせといえば，この枠組みは理解してもらえるかもしれない。

　この治療の場が共感的に運営されていれば，患者は生き生きとその病理を表現する。それがそのまま新しい経験につながっていく。

　私自身がこれらと平行してうつ病のグループやがん患者のグループなどを行い，グループの治療的経験をそれなりに積んできた。それらは現在の臨床に役に立っていると感じている。

　また家族への介入を私なりに理解をし，それを日常臨床に生かしてきた。家族療法関連の学会に属したことも，スーパービジョンも受けたことはないが，患者の病理を家族というシステムから理解すること，「今，ここで」の家族メンバーの相互作用に介入していくことなどは，臨床を行う上で有益であった。

　そして集団精神療法と家族療法には多くの共通点があり，この二つは乗り入れ可能で，シームレスにつながっていると考えている。

　例えば，家族とは最小限のグループであり，集団精神療法の概念と介入法を知っていると，そこで起こっていることの理解は容易となる。

　その二つを述べてみる。一つは，同調性（同調圧力）というグループ・ダイナミックスからの概念である。それは家族神話で家族メンバーを縛っていることに相通じる。

その家族神話（同調圧力）は，しばしば家族，グループに危機をもたらす。それが家族であれば，そのメンバーにさまざまな問題行動を引き起こし，問題を拡大してしまう。そこでは，闘争逃避をはじめさまざまなグループとしての綱引き状態が起こってくる。家族というグループが本来の機能を失ってしまっている。

そのような視点は，患者の問題行動を取り上げるのではなく，そこでの関係というコンテクストから問題を理解し，そこへの介入する発想を生む。グループ・ダイナミックスと家族力動は相互に私の中でつながり，そこから治療的介入を考える手がかりともなっている。

2. 個人・家族・グループ

患者の悩みの背後には現在の家族そして原家族，そしてさまざまな社会的なグループが存在する。私たちは，この重層的な関係の中で生きており，個人の悩みを構造的，重層的に捉えることは，私自身の臨床を豊かにしてくれたと思っている（独りよがりかもしれないが）。

そして原家族との未解決の葛藤（いわゆる愛着をめぐる問題）などは，社会的場面での対人的関係を不安定とし，他者の承認を求めて傷つき，それがまた他者への承認を求めざるを得ない状況に追い込まれてしまう。悪循環プロセスがそこには存在する。

あるいは学童期，思春期のいじめなどのトラウマ経験は，家族の葛藤，さらにグループでの葛藤を浮き彫りにし，円環的にその問題を大きくしていく。

個人の気づきの促しから家族，グループへの関わりの修正を図ることも，家族の機能を立て直しから着手することも，そして適切なグループを設定し，そこでの経験からこのような悪循環，葛藤を和らげることも可能であろう。

3. まとめに代えて—生き生きした病理の表現とその修正

治療者の役割は，のびのびと患者の問題（怒り，悲しみ，苦悩，もめ事，問題行動など）が表現できるように治療の枠組み（治療的関係も含めて）を作ることにあると考えている。その問題を治療者とそこでのメンバー（家族，あるいはグループ）が分かち合い，受け入れるプロセスが，その病理の修正につながっていくと思われる。

そして問題は解決しないが，小さくなっていき，それと共に患者自身，家族，

あるいはグループが成長していくというプロセスを見て取ることができる。私が家族やグループでのもめ事を恐れなくなり，何とかしようと焦らなくなった（ハラハラビクビクするが）。治療者を含めたグループにその対応を委ね，そこに治療者は存在し続けることが重要であることをグループの経験から学んだ。

文献

北西憲二（2023）個人・家族・集団という視点から．（北西憲二・西村馨編）グループで日常臨床を変える　さまざまな場面での活用術．pp.8-14.

コラム③　グループを始めにくい風土でグループを始めるには

岡島美朗

　グループの立ち上げは苦労が多く，気を遣う作業である。グループを始めようとする熱意が好意的に受け入れられればいいが，わが国においてはその一歩を踏み出すことが難しい雰囲気を感じてしまうこともしばしばである。ここではまず，日本に多い，医療・教育・司法などの施設内で行われるグループを想定し，グループを始めにくい事情を考えてみたい。

心理的な抵抗
　一対一の対応が基本でグループになじみのない施設・機関にとっては，グループの開催は未知の体験であり，それだけでも不安を掻き立てるものである。加えて，明確なバウンダリーをもちながらはっきりしたプログラムを持たないグループは，グループの外側からみるとなにをしているのかわからず，不気味な印象を与えることが少なくない。

治療観の違い
　社会復帰を目指す病棟や施設では，社会への適応を促すため，利用者はより自分を律するよう求められる場合がある。対人関係の相互作用を重視するグループは，むしろ癒し・ケアの要素が重要となるため，そうした適応重視の環境では，しばしば甘えを助長し，治療を阻害するものととらえられることがある。

組織のヒエラルキー
　グループにおいては，すべての参加者に平等に発言の機会が与えられ，原則的には何を発言するのも自由である。組織のヒエラルキーが強固で，自由にモノが言いにくい環境には，グループはなじみにくい。

　こうした風土でグループを始めるとき，何に留意すべきだろうか。グループを始めるプロセスに沿って考えてみたい。

　デザイン：まず重要なことは，「グループが何を目指すのか」という目標を

定め，それに見合ったグループをデザインすることである。単に「グループはいいものだ」というだけでなく，利用者に効率的に情報を提供する，相互交流を増やすなどできるだけ具体的で，その施設で満たされていないニーズにこたえる目的が設定されていることが望ましい。そうしたニーズをともに探しながら，グループ一緒に行ってくれる，あるいは興味を持ってくれる仲間を見つけ，増やすことができるといい。

事前準備：グループのデザインを終えたら，施設の責任者やスタッフなどの関係者と十分話し合い，理解を得ることがきわめて重要である。責任者にはグループの目的と意義，実施に当たって生じる施設の負担が許容できるものであることを十分に説明するべきである。実務にあたっているスタッフにとっては，グループを始めることは仕事を増やすことにつながるので，グループによって何が得られるかを合理的に，かつ熱意をもって伝えたい。また，グループの内容を詳しく関係者に伝えることはできない場合が多いが，例えば病状が悪化した利用者がいた場合にはグループへの参加をどうするかを話し合うなど，管理者・スタッフとどのように連携するかも事前に決めておいたほうが良い。

　施設内でグループに関するコンセンサスができたら，利用者への説明にも力を注ぐべきである。個別に面接して参加についての同意を得ることが望ましいが，それができない場合でもグループのプログラムが始まる前に，十分な説明の機会を設けておくことが，グループへの抵抗を減らすために役立つ。

グループ開始後：グループでの安心感を高めるためにグループの内と外との境界を明確にさせながら，同時に施設の中でグループが異質な要素になりすぎないよう配慮することが必要である。グループの内容を伝えることはできないにしても，メンバーの様子・変化について，他のスタッフと話し合えることが望ましい。

　こうした配慮を持ったグループ運営によって，グループの民主的なありかたが波及し，施設全体の雰囲気が変わっていくことが理想と言えよう。

第3章 グループの研修

1 理論学習

西村 馨

I はじめに

　ここでは，集団精神療法の訓練における理論学習について紹介したい。とはいっても，具体的な学習法の話はできない。多岐にわたる集団精神療法の理論の大まかな流れとポイントを説明して，学びの「地図」を提供してみたい。そして，単に「知る」というだけではなく，学習を通して，どのようになることが期待されるかについて，最後に触れたい。

　集団精神療法を専門とする学会では，集団精神療法を学ぶための研修システムをもち，体験，実践的なプログラムに加えて，標準化された「コア（中核的）・カリキュラム」を用意している。例えば，AGPA（アメリカ集団精神療法学会）では，コア・カリキュラムを土台にして，グループ体験による変化の概念化についての特定の理論面が教育されることを指摘している（竹中・Tuttman, 1992）。つまり理論とは，**グループで生じる心の働きの変化とはどういうものか，どういう介入によってそれがもたらされたのか**ということ体系的説明である。グループが治療的な力を持っていると認識されてから，さまざまな実践がなされ，その成果が検討され，説明されてきた。理論と実践の基盤が一応構築された後も，新たな科学的，哲学的理論が登場すると，グループにどのように適用可能かが議論され，発展し続けてきた。現代の集団精神療法の理論はかなり整備されているものの，完全というわけではない。

次節以降で，集団精神療法の理論の変遷を点描し，その骨格を概観したい。

II 集団精神療法の諸理論の発展史

1．黎明期からさまざまな流派の形成へ

　集団精神療法の歴史を繙くと，その始まりはボストンの内科医プラット（Pratt JH）が1905年に始めた「結核患者学級」であると記されている。教育と指導のために行われた「学級」は，不治の病と恐れられた結核を患う者同士の連帯感を高め（プラットのカリスマ性もあったと言われる），患者に希望を与え，改善をもたらした。これにより，グループワークや情動体験が治療的改善をもたらすことが注目されることになり，その後，アメリカの精神病院や退役軍人病院（VH）を中心にさまざまな集団療法が導入され，その働きが検討された。スラブソン（Slavson SR），アッカーマン（Ackerman N），ウルフ（Wolf A）らは精神分析理論を基盤にしてグループを論じ，理論の基礎を築いた（加藤，1987）。

　精神分析的集団精神療法の大枠が形作られた後も，さまざまな考えが発展し，枝分かれし，さまざまな流派が生み出された。

　精神分析，心理力動論の流れ：先に述べたアメリカの流れに加えて，イギリスではタビストック・クリニックでのビオン（Bion WR）によるアプローチが発展した。これは，**ビオン-タビストック・アプローチ**と呼ばれる（浅田，2023）。その流れは，後にアメリカのNTL（National Training Laboratory）での**Tグループ**の発展に波及した。一方，フークス（Foulkes SH）は**グループ・アナリシス**（Group Analysis）を創始し，発展させた。ビオンとフークスが関わったこととして，第二次大戦時にトラウマ体験をした疾病兵の治療のために英国陸軍病院でなされたグループ運営の実験がある。そこから**治療共同体**（therapeutic community）の理念が生み出され，実践が発展していった（川合，2023）。

　サイコドラマ：精神分析が広がりを見せつつあった1910年代，ウィーンではモレノ（Moreno JL）がドラマを用いた治療法である**サイコドラマ**を開発し，発展させた。

ヒューマニスティック（非治療的）グループ：第二次大戦後からヒューマニスティック心理学が興隆し，**エンカウンターグループ**（Rogers CR），**ゲシュタルト・セラピー**（Perls F）などが実践された。特にエンカウンターグループは 1960 〜 70 年代に大きなムーブメントを作った。

行動療法の流れ：その後，1970 年代に SST（ソーシャル・スキルズ・トレーニング）が開発され，80 年代から日本にも導入され，それ以降積極的に行われるようになっていった。また近年では，認知面への働きも重視され，CBT（認知行動療法）が発展し，そのグループも盛んに行われるようになっている。

ここでは，それらの理論の詳細を紹介しないが，それらの理論は，パーソナリティ機能の理論を土台にして，グループリーダー（セラピスト，ファシリテーター，コンダクターなど）が何をするかという技法論を整備することで治療論を構成している。

2．グループプロセスの理論

一方で，グループそれ自体がどのような変化をし，個人にどのような影響を与えるのかという議論が，グループ実践や研究の流れで発展してきた。

グループ発達：アメリカにおける T グループ，ラボラトリートレーニングの活発な実践は，繰り返されるパターンへの関心を高め，共通するグループ発達位相が仮説化されるようになった。それは精神療法グループや社会心理学研究と重ね合わされ，グループ発達の理論構築につながった。代表的なものはタックマン（Tuckman, 1965）による 5 段階モデルである（AGPA, 2007）。

グループダイナミクス，グループプロセス：また，T グループ，セラピーグループ，あるいは一般の小集団における人間関係の影響関係に関心がもたれるようになり，さまざまに検討されるようになっていった。そこには，よく知られた同調性をもたらす集団圧力などの社会心理学的なグループダイナミクス理論，生産性を高めたり，情緒的つながりを高めたりするリーダーシップ論，集団や組織の無意識的側面に注目した精神分析的なグループダイナミ

クス理論などがある。

　グループダイナミクスやグループプロセス（近年では，「グループプロセス」という用語にまとめられている）の理論を学ぶ理由は，医師が生理学を学ぶ理由に等しく，正常な機能を知ることで疾病を理解できるのだとしばしば言われる。だが，グループの実践において重要なのは，グループが個人に脅威を与え，心理的作業を妨害する要因を理解することでそれを防ぎ，グループを適切に運営することである。そのため，ビオンのよく知られた基底的想定グループ（Bion, 1961）のような，グループ全体の力やスケープゴートを作り出す力動にはとりわけ注意が必要である。

　なお，そのようなグループプロセス理論は，治療目的のグループに限らず，施設全体，組織，コミュニティ，社会にまで拡大して用いられ，そこに住み，働く人々の心理状態を理解する方法として活用されている。それが，**組織コンサルテーション**として発展してきている。

3．流派を超えた共通要素－実証研究の貢献

　治療要因：さまざまな流派のグループが，それぞれに実践を展開していく一方で，それを俯瞰する視点が現れ，グループの効果を多面的にとらえることが可能になっていった。そのもっとも有名なものはヤーロムによる治療要因であろう。ヤーロムらは，1970年代から統計的手法によって10を超える治療要因，すなわち，グループにおいてどのような治療的体験が生じるか，を見出した。データの蓄積と改定を経て，最終的に13個になっている（Yalom & Leszcz, 2020）（第1章参照）。これによって，グループでの変化要因を網羅的にとらえることが可能になったとともに，特定の流派が主張する変化はそのような要因の一部分であると考えられるようになった。

　グループリーダーの機能：また同時期に，さまざまな「治療的グループ」と「成長グループ」のグループリーダー機能を横断的にとらえることが試みられ，主要4機能（「運営機能」「思いやり」「情動的刺激」「意味帰属」）が見いだされた（Lieberman, Yalom & Miles, 1973）。

　共通要因としての関係性：その後，特定の流派を超えた治療者と患者／ク

ライエントとの関係性が治療的成果に与える影響が注目されるようになっていった（Norcross, 2002）。これによって特定の理論的オリエンテーションが否定されたわけではないが，それとは別の，セラピストと患者／クライエントとの関係が，無視できない影響力を持つものとして認識されるようになっていったのである。グループにおいては，陽性の関係的絆や作業関係の重要性（Johnson et al., 2005），グループの凝集性（Burlingame et al.,2002）の重要性が指摘された。関係性形成と発展の作業を，グループ発達のとりわけ初期段階で重点的に行うことが治療を成功に導くための重要な土台だと強調されている（AGPA, 2007）。

4．技法論

　流派によって現象のとらえ方や技法の違いがあるものの，実証研究によって，それらの技法を俯瞰し，普遍的要素のいくつかが見出されたことを指摘した。ここでは，個々の流派の技法というよりは，それらをまとめ上げ，統合的に理解していくためのヒントとして，2つのことに触れたい。一つは，民主的運営，もう一つはシステム的思考である。

　前述の治療共同体は，施設全体を治療的な場にし，精神療法的意図を内包させつつ，病棟全体の民主的運営を重視した。病棟にいる患者の主体性を尊重し，声に耳を傾け，日常生活における患者の関与と責任の自覚を高めることが回復に貢献したという点は，閉鎖的な精神医療に希望を与えた。それは，さまざまなタイプの集団精神療法の運営の基本的理念としても尊重されるべきである。すなわち，治療（少なくとも精神療法）とは専門家が与えるものではなく，当事者が自分の自発性で動けるようになることによって果たされるものであり，それを助ける組織体制と支援者の姿勢が重要である。そのことと，精神療法効果に果たす治療同盟の役割の大きさはつながっているだろうし，組織運営論の基盤にもなるだろう。

　二つ目のシステム的思考については，一般システム理論を標榜する理論に限定せず，開放システムや階層性を想定した思考全般を問題にしたい。直線的因果論や，どのアプローチが正しいかという視点から解放し，個人力動と

集団力動を統合的に検討する視点を提供してくれるためである。ルータンら（Rutan, Stone & Shay, 2013）は，リーダーシップや介入の焦点を複数の次元として説明し，そのときそのときに移行していくものだと説明した。それによって，例えば，集団全体の期待を背負った一人のメンバーの苦悩が，実は個人の生育歴で繰り返されてきたことであると同時に，グループで繰り返されたものであることの両面からアプローチできるようになる。認知も感情も，過去も現在も未来も，適切なタイミングで扱っていこうとするのである。

　治療グループではないが，学級におけるいじめの加害者，被害者，傍観者という構造を見出すこともシステム的思考による。どのサブグループも一つの事象に関与しており，どのサブグループからも全体を変化させることができる。システム・センタード・アプローチ（SCT）（Agazarian, 2001）はグループダイナミクス論と心理力動論を一体化し，サブグループに働きかけることで変化をもたらそうとする。

5．対象の理解

　臨床家がグループを実践しようとするのは，集団精神療法全般に関心があるというよりも，具体的な患者／クライエント群への対応を迫られる中で始まることが多いかもしれない。近年，対象ごとの治療法や治療パッケージの効果検証が盛んになされており，医療現場では，それらのエビデンスを基にしてグループが組み立てられることが少なくない。AGPAは学会ウェブサイト上で集団精神療法の各種疾患への効果レビューを掲載し，随時更新している。日本集団精神療法学会（JAGP）では，統合失調症に対する入院集団精神療法の実践が主流だった頃，学会内委員会として統合失調症への集団精神療法効果のレビューを行った（西村・西川・小谷他, 1997）。近年では，藤澤・田島・田村他（2022）がうつ病，不安症，統合失調症，依存症などの国内外の集団精神療法の効果レビューを行っている。

　効果研究は，集団精神療法の理論を直接学ぶ機会にはならない。「何の疾患」に，「どういう理由」で，「何を」したことが，「どういう」効果をもたらしたのかを理解することが学びのポイントになる。その点，CBTが治療メ

カニズムを明瞭に説明している。一方，力動的精神療法の流れから，MBT（mentalization-based treatment）が境界性パーソナリティ障害に対する個人療法と集団療法の組み合わせによって長期的効果をもたらしたことで注目された（Bateman & Fonagy, 2004）。患者の病理を説明する概念としてメンタライゼーション不全に焦点化し，それを高めるための治療構造，そして具体的な（心理教育を含む，個人と集団の）治療プログラム，治療者の姿勢と技法を明確にしたのである。

6．現代

　現代は，共通要因，普遍的要因，そして効果研究のエビデンスを基にガイドラインが構成され，特定の治療法が推奨されるようになっている。

　AGPA（2007）は，「集団精神療法実践ガイドライン」を作成した。それは，精神力動的オリエンテーションを中心にしながら，前述の実証研究を踏まえた共通理論（治療要因，グループ発達，グループプロセス，技法論，並行治療）を加え，普遍的なグループ運営法をまとめている。そこには，グループの立ち上げ方，クライエントの選定，事前準備，逆効果の低減と倫理的実践，終結があげられている。**グループの（目的，対象，構造，頻度・期間，内容などの）適切なデザイン**を行い，実施，フォローアップ・振り返りを行えるようになることは重要である。これらは集団精神療法の効果にもたらす影響が小さくない。それらの「意味」を理解できることが，理論を理解することの意義である。

Ⅲ　理論学習のめざすところ

　これまで述べてきたとおり，集団精神療法の理論は発展を遂げ，有益な実践のための有効な地図となっている。とはいえ，完璧なものではなく，新たな課題に向けた，新たな理論構築が必要なものもある。これらの理論を学ぶことがどのような恩恵をもたらすか，あるいはグループサイコセラピストとしての成長をどのように助けるものになると考えられるか，いくつかの視点をあげてみよう。

1. 形よりも考え方

　いくつもの理論が存在し，それぞれが「適切な」介入の方向性を示している。それらの間には，対立的な，矛盾しているものもある。「正しい」理論を見つけ，グループメンバーが「すべきこと」の形を学ぶというよりは，自分がグループをどのように運営していくのかを**考える**道具にすること，いわば考え方を磨くことが重要である。

　例えば，本書の「第1章　グループの始め方，進め方」のところにもある，遅刻したメンバーをどうするかという議論については，グループに入れるか，入れないかを議論するよりは，「どのように扱うことがどういう点で有益なのか」を考えることが重要であろう。一般的には，遅刻したメンバーをグループに入れないようにするというよりは，そのメンバーを受け入れ，他のメンバーも交えて，それがどのようなインパクトを与えたかについて話し合う方が生産的であろう。

　あるいは，ワークブック形式のグループにおいては，プログラムを順調にこなすことをリーダーは求めてしまいがちである。だが，周囲に適応しようとしすぎて，陰性感情を語らないという課題のメンバーにとってはどうだろう。核心を突いた介入が求められる（第2章3心理教育を参照）。

　このように，理論の学習においては，表面的な形式を身に着けるというよりも，考え方を磨くことが重要である。グループで何をするのか，それがどのような恩恵をもたらすのかを明確にし，それを実現しやすくする構造的な工夫を検討することに結び付けたい。

2. セラピストの姿勢の涵養

　技法や治療構造に関する理論を身に着けても，変化が生まれるのは，グループの中での（あるいはグループを取り巻く環境を含めた）人間同士の生の交流によっている。その生の交流を深めるためには，スーパービジョンや体験グループや教育分析などの自己体験を重ねることが有効である。ただ，理論を学ぶ過程において，理論を絶対視しないことの重要性を指摘しておきたい。筆者が若者の頃，元AGPA会長のタットマン（Tuttman）が，あるセミナー

で「理論は召使いである」と言っていたのを覚えている。理論は，特に初学者には大変魅力的に見え，理想化され，何でも説明できるような気がする。理論を知ることが臨床家としての成熟だと錯覚することがある。

理論が身に着いた状態とは，自分の技法論の基盤としてまとまったものを持っている一方で，常に現実に根差し，自己の本来感（authenticity, 嘘のなさ）に基づいて，新たな発見に開かれている，ということだろう。その発見には理論の誤りや穴も含まれ，自分で取捨選択できることが重要である。

そのような理論はまた，臨床実践の倫理，研究倫理とも結びついているだろう。嘘のない統合性を伴って職業的活動を行うことにほかなるまい。

3．精神療法と関連諸領域への理解を深める

先述の通り，集団精神療法の理論と実践は絶えず研究され，最新知識が更新され続けている。そのような最新理論を学ぶ機会は貴重だろう。また，集団精神療法を通して初めて精神療法に触れた方もおられるだろう。そのような場合，精神療法一般の理論と方法についての基礎勉強が有益だろう。また，メンタルヘルス，医療，福祉，教育，司法，産業などの各領域についての制度や，関連領域，例えば，社会学，人類学，医療人類学，社会精神医学，心理学（特に発達心理学，パーソナリティ心理学，コミュニティ心理学，社会心理学），認知科学，神経科学などの知識も有益だろう。

IV　おわりに

理論学習のガイドとなるために，現代集団精神療法の諸理論の骨格を概観した。成人中心で，児童・青年期のグループには触れられなかった（グループの意義は，ある意味では成人以上に大きいだろう）。理論学習は，実践や研修を通して，体験として身に着けることと両輪で初めて完成する。それにより，理論を覚えるだけでなく，既存の理論の助けを借りて，自分でグループを考えるようになることが目指す地点である。

JAGPには現在発展的な理論学習のコースはないが，スーパーバイザー制

度を活用できるかもしれない．仲間同士で学ぶ機会を作ることの意義も大きいだろう．是非学び始めていただき，学び続けていただきたい．

文献

Agazarian YM（2001）A System-Centered Approach to Inpatient Group Psychotherapy. Jessica Kingsley.（鴨澤あかね訳（2015）システム・センタード・アプローチ―機能的サブグループで「今，ここで」を探求するSCTを学ぶ．創元社）

AGPA（2007）Practice Guidelines for Group Psychotherapy.（https://www.agpa.org/home/practice-resources/practice-guidelines-for-group-psychotherapy）（日本集団精神療法学会監訳（2014）AGPA集団精神療法実践ガイドライン．創元社）

Aronson S & Haen C（2016）Handbook of Child and Adolescent Group Therapy：A Practitioner's Reference. Routledge.

浅田護（2023）Bion派（Tavistock Model）分析的グループ療法の歴史を辿る．集団精神療法，39 (1)；10-17.

Bateman A & Fonagy P（2004）Psychotherapy for Borderline Personality Disorder：Mentalization-Based Treatment. Oxford University Press.（狩野力八郎・白波瀬丈一郎監訳（2008）メンタライゼーションと境界パーソナリティ障害―MBTが拓く精神分析的精神療法の新たな展開．岩崎学術出版社）

Bion WR（1961）Experiences in Groups. Basic Books.

Burlingame GM, Fuhriman A & Johnson JE（2002）Cohesion in Group Psychotherapy. In Norcross JC（Ed.）Psychotherapy Relationships That Work：Therapist Contributions and Responsiveness to Patients. pp. 71-89. Oxford University Press.

藤澤大介・田島美幸・田村典子他（2022）本邦における集団精神療法の現状と課題．（平島奈津子編）こころの臨床現場からの発信．pp.98-103.

Johnson IL, Deutsch M & Krauss RM et al.（2005）Group climate, cohesion, alliance, and empathy in group psychotherapy：Multilevel structural equation models. Journal of Counseling Psychology, 52；310-321.

加藤正明（1987）集団精神療法の歴史．（山口隆・増野肇・中川賢幸編）やさしい集団精神療法入門．pp. 3-17. 星和書店．

川合裕子（2023）日本の精神科医療と治療共同体―日本のパイオニアたちの実践とその後．集団精神療法，39 (1)；25-33.

Lieberman MA, Yalom ID & Miles MB（1973）Encounter Groups：First Facts. Basic Books.

西村馨・西川昌弘・小谷英文他（1995）集団精神療法効果の実証的研究の成果．集団精神療法，11(2)；147-153.

Norcross JB（2002）Therapeutic Relationships That Work：Therapist Contributions and Responsiveness to Patients. Oxford University Press.

Rutan JS, Stone WN & Shay JJ (2013) Psychodynamic Group Psychotherapy : 5th Edition. Karnac.
竹中秀夫・Tuttman S (1992) 集団精神療法の研修. (山口隆・中川賢幸編) 集団精神療法の進め方. pp. 363-386. 星和書店.
Tuckman BW (1965) Development sequence in small groups. Psychological Bulletin, 63 ; 384-399.
Vinogradov S & Yalom ID (1989) Concise Guide to Group Psychotherapy. American Psychiatric Publishing. (川室優訳 (1997) グループサイコセラピー——ヤーロムの集団精神療法の手引き. 金剛出版)
Yalom ID & Leszcz M (2020) The Theory and Practice of Group Psychotherapy, 6th Edition. Basic Books. (第4版が日本語に翻訳されている：中久喜雅文・川室優監訳(2012) ヤーロム グループサイコセラピー理論と実践. 西村書店)

第3章 グループと研修

2 体験グループ

加藤隆弘

I はじめに

「体験グループ」とは，集団精神療法を学ぶ者たちが，自らメンバーとなるグループのことであり，日本集団精神療法学会（以下，JAGP）においては集団精神療法家（グループサイコセラピスト）になるために不可欠なトレーニングと位置づけられている。

「体験グループを識るためには体験グループを体験しないとわからない」と筆者はこれまで考えてきたし，いまでもそう信じている。体験しないと識ることができない体験グループを言語化すること，つまり，文章にすることは容易いことではない。他方，若き臨床家の中には，体験グループを体験することへの戸惑いや不安から，体験グループという体験を避け，結果的に集団精神療法を実践したり集団精神療法家への道を断念する者が存在しているかもしれないとしたら，残念なことである。語られないまでも実際にそうした者たちは少なくない。しかるに，そうした者たちを体験グループそして集団精神療法の世界に誘うためには，何らかの道標が必要である。池田は，2007年に開催されたJAGP第24回大会で『「体験グループ」考 事始め』という演題を発表し，その内容をJAGPの学会誌「集団精神療法」に報告し，体験グループの道標を作成するという道を開拓した（池田, 2007）。

本稿では，池田による論考やその他の数少ない既報告および筆者自身の「体

験グループ」体験をより所にして，体験グループに関する道標を特に初学者に向けて提示する。後半では，体験グループを実施するコンダクターのための覚書の萌芽も提示したい。

II　体験グループとは

池田は「集団精神療法を学ぼうとする者たちが，自らメンバーとなるグループ」を体験グループと定義している（池田，2007）。集団精神療法が欧米から輸入されたという歴史に鑑みれば，わが国で「体験グループ」と呼ばれるものの起源はT-group（以下，Tグループ）であろう。Tグループとは，欧米で実践されている集団精神療法のトレーニングのことでTはTrainingあるいはTherapistを指しているようであり，海外での研修経験者の多くは「体験グループ＝Tグループ」と考えている。他方，英国タビストック・クリニックでの研修経験者はTグループをタビストック・グループとも考えているようである（池田，2007；福本，1996）。

1984年，米国メニンガー財団よりノーマン・ウォン教授を日本に招聘してのTグループが7月13日〜15日の3日間開催され，その記録では「体験グループ＝Tグループ」と表記されている（山口・松原，1994）。ウォン教授は日本の臨床家向けにTグループを実施する直前に45分の講演を行っており，その中で，当時アメリカ集団精神療法学会のメンバーになるための必要条件になっていた120時間のTグループを次のように説明している。

「グループセラピストの訓練機関においては，訓練を受けている人たちに，他の患者やスタッフと一緒に実際のグループセラピーにメンバーとして参加してもらうという要請が訓練の一部に組み入れられています。これは単にそのようなことを押し付けるというだけではなく，実際に患者としてグループセラピーを受けるということを身をもって経験することにより，グループセラピーの真の理解を得るという目的に沿うという意味もあります。だからグループセラピーの訓練は，精神分析の訓練を受けるのと同じような意味を

もっていると考えられます。精神分析を受ける人は，教育分析を受けることによって患者の立場にたった自分，患者としての自分自身のプロセスをより良く理解することにより，将来一層優れた治療者となるための手助けを受けます。似たようなことで，グループセラピストの場合にも，教育分析と同じような訓練を受けるわけです」（ウォン，1994）。

　他方，米国メニンガークリニックで長きにわたり精神分析・集団精神療法の臨床に従事してきた高橋哲郎は「体験グループでの課題は，患者になることである」と述べている（高橋，2002）。

　そして，メニンガークリニックで集団精神療法を開拓し，米国全土で集団精神療法の訓練を指揮した元アメリカ集団精神療法学会の会長レオナルド・ホーウィッツは，著書『第四の声で聴く―集団精神療法における無意識』でその定義を明らかにしていない。

　日本における最近の定義を一つ紹介する。日本精神分析学会の年次大会で，2022年から相田信男らJAGPの学会員が中心となり90分の教育研修セミナーの中で「体験グループ」を実施している。2023年11月の広島大会ではJAGP教育研修委員長の関百合と筆者がコンダクター／コ・コンダクターを務めた。教育研修セミナーの抄録では，体験グループの定義を以下のように記した。

　「体験グループとは，グループ関係の研修において，座学，スーパーヴィジョンと並び，大切な研修方式の一つと考えられています。そこでは，『患者がどう体験しているらしいか』を識る機会が参加者に提供されます。また集団において生じる不安や葛藤を味わい自らを知る機会ともなりますし，さらにこうしたグループ体験研修がひいてはチーム臨床における大切な基本的キャパシティを醸成する機会になることも言を俟ちません。」（生地他，2023）

Ⅲ　日本における体験グループ普及の歴史

　1980年代に輸入された体験グループ（Tグループ）は，以後，日本で実

践されてきた。1990年代に柴田は「"Tグループって何ですか？"と聞かれると，"とにかく体験してみればわかります"と答えたくなる」と表現している（柴田，1992）。筆者自身の経験に鑑みても，納得ゆく表現である。体験グループを未経験の読者のために，少しでもその内実を理解してもらうために，まずは筆者自身の「体験グループ」体験談を提示する。

1．筆者自身の「体験グループ」体験

　筆者は，2000年に医学部を卒業し，若手精神科医として1年間の大学病院での研修を経て，民間の単科精神科病院でのんびりと研修に勤しんでいた。そんな中，院長から「ちょっとかわっているけどおもしろい研修会があるから行ってみない？　旅費も出すから（正確なお言葉は覚えていない）」といった具合に誘われて，東京で開催されるという「夏の体験グループ」（鈴木純一主催）に初参加した。90分×6セッションの週末2日間のコースであったと記憶している。テーブルがなく大きく円上に十数個の椅子だけが並べられた部屋で，全く見ず知らずの老若男女が座り，コンダクター（鈴木）の「はじめましょう」の発声の後，誰一人自己紹介せず，しばらく続いた沈黙の重みをいまでも思い出すほどに強烈な体験であった。柴田によれば"とにかく体験してみればわかります"とのことであるが，筆者自身の体験を改めて振り返ると，当時は体験してみても「体験グループ」が何なのか，正直わからなかった。しかし，これまで経験したことがないような情緒を体験し，「何かありそう，普段と違う自分が出てきそう，何か自分の人生に役立ちそうだから続けてみよう」という強い気持ちを漠然と抱いた。筆者ははまってしまい，その後も「夏の体験グループ」に通い続けた。ちなみに鈴木がコンダクターを務める夏の体験グループは1980年代から開催されていたらしいことを筆者は東京集団精神療法研究所（所長鈴木）の案内でのちに知った。筆者は，初の体験グループの体験後，飛びつくようにJAGPに入会し，JAGP大会会期中に行われる3時間の「体験グループ」や教育研修委員会が主催する週末2日間の「体験グループ」にも参加するようになった。これが若き頃の筆者の「体験グループ」体験である（加藤，2009, 2015, 2023a, 2023b）。

メンバー体験を重ねるにつれ，筆者にとって体験グループは，グループという存在の価値と意義を気づかせてくれるものとなった。コンダクターそして他メンバーを親や同胞に重ねていることに徐々に自覚的になり，ビオンの言う基底的想定を身をもって体験し，精神分析の教科書には出てくるが書物だけでは理解できなかった転移・逆転移や投影同一化を体感として識る機会になった。沈黙が多くの時間をしめる時空間で，自らの，そして他メンバーの情緒を感じ取り，時にグループに自らの情緒を表出し，時には真正面から他者とぶつかり，凹み，時には喜びを分かち合うといった，日常の構造化されていないグループの中では体験しがたい情緒的な体験をすることができる貴重な場となった。筆者自身のエピソードを一つ紹介しよう。

　当時，筆者はストレス性の頭痛持ちであった。参加した体験グループで，他のメンバーとコンダクターとの情緒的なやや激しいやり取りを筆者自身は他人事のようにただただ観ていた。そのセッションの途中で頭が痛くなり，セッションとセッションの合間に常備していた市販の鎮痛剤を内服したのである。次のセッションでそのことをグループで語ったところ，コンダクターから「前回のセッションで，君は怒っていただろ？！」と指摘され，メンバーであった筆者はハッとした。この瞬間，筆者の無意識の中で蠢いており自覚できなかった集団の中にいるときに生じる怒りを初めて自覚し，その無意識の怒りが頭痛という形で身体化していたことを洞察できたのである。体験グループの体験を重ねるにつれ，いつの間にか頭痛に苛まれることがなくなっていた。

2．日本での短期集中型 T グループ（体験グループ）のレビューより

　中久喜・杉山（2009）は，2009 年に開催された JAGP 第 26 回大会で『T-グループの多様性と可能性』というワークショップを企画しており，当時日本で実践されていた 4 つの力動的志向の体験グループの実践（群馬病院，京都集団療法研究会，精神分析セミナリー，北海道集団精神療法研究会）が紹介された。その抄録の中で，中久喜・杉山が実施した，精神科領域に勤務する専門職で構成される 8 人程度の T グループでの効果検証試験を報告して

いる。グループは2日間でセッション（90分）＋振り返り（30分）を6セッション，最後に60分の振り返りといった計7セッションから成り，結果に関して「Tグループ実践により，メンバーが原初的不安を体験しながら徐々に集団の凝集性による安全感を形成し，自己受容へとつながっていたこと，さらには，その凝集性の元でhere & nowの感情の言語化，個人的な課題の自己開示が行われ，自己理解へつながる効果を生んでいた」と考察している。

3．その後日本での展開

　当時，日本で体験グループを体験できる場は数カ所に限られていたが，JAGP教育研修委員会の尽力により，各地でミニ研修会が開催されるようになり，現在では毎年秋に全国各地を持ち回りで教育研修委員会主催の二日間の体験グループが開催されている。そして，体験グループの体験者が有志となり，集団精神療法の研究会や研修会が地域で立ち上がり，いまでは体験グループが各地で開催されている。

　筆者自身も2007年にJAGPの研修会を通じて出会った地元の有志とともに関門海峡グループ研究会を立ち上げ，遠方よりスーパーバイザーをお招きし，山口県下関市で初学者向けの体験グループを数回実施した（加藤・山野上・二宮，2009）この研究会は2013年に相田と髙林をコンダクターに迎えて実施した体験グループで幕を閉じた。

　その後，2016年に筆者は，福岡グループ精神療法研究会を立ち上げ，事例検討や体験グループを大学病院のキャンパス内で開催している。毎年冬に開催する相田をコンダクターとして招いての体験グループには継続的に参加するメンバーを含めて毎年20名以上が参加している。2024年2月に開催した体験グループの案内文には「体験グループは，参加者（メンバー）自身がグループを情緒的に体験する場で，グループ精神療法や集団力動を学ぶ上で不可欠な研修です。精神分析の訓練における訓練分析（治療者自らが患者として精神分析を受けること）に類する無意識的体験を二日間でお試し出来る場といえるかもしれません」と記して募集した。さまざまな職種の方々がメンバーになっているが，精神科医の多いことが筆者の主催する体験グループの特徴である。

4．JAGP における体験グループの現在の位置付け

　1999 年に出版された『集団精神療法ハンドブック』（金剛出版）において，鈴木は「集団精神療法学会教育研修システム」の試案を公開している（近藤・鈴木，1999）。鈴木は，教育研修というシステムの母体が権威化しやすくインスティチューショナリズムに陥りやすいという点に鑑み，「教育研修の基本的な方法は，先生が生徒に教える方法と，先輩・後輩が入り交じって指導しつつ，相互に学習，研究を重ね発展する方法がある。この２つの方法を取り入れられることが理想的と考える」と述べ，グループサイコセラピストの要件に「体験グループの経験があることが望ましい」と記している。この草案を下敷きとして，JAGP 教育研修委員会では研修システムの整備が歳月をかけすすめられ，現行の教育研修システム要項では，グループサイコセラピストになるためには 24 時間以上の体験グループへの参加が義務づけられている。

Ⅳ　体験グループ実践のための覚書（コンダクター向け）

　ここからは，体験グループの実践に少しでも役立つようにと願い，体験グループというトレーニングの具体的な方法・課題を整理したい。なお，ここで一つ読者の方々への留意事項がある。以下は体験グループの実践者向けのマニュアル的な位置付けとして執筆した。しかるに，体験グループを未経験の読者においては，敢えて読まずにまず体験グループに参加してみることをお薦めする。他方，「まだ不安だからもう少しわからないと体験グループには参加できそうにありません」という読者であれば，読み進めてもらって構わないが，実体験におけるインパクトが損なわれるリスクがあることに留意していただきたい。例えば，旅行に出かける際，事前に観光ガイドなどによる予習をしすぎると実際に訪れたときのインパクトが軽減してしまうように。現在のインターネットやテクノロジーの進歩はすさまじく，あたかもそこにいてそこを旅しているかような動画をウェブサイトで観ることができる時代になった。しかしながら，残念ながら私たちが実際訪れたい場所に物理的に辿り着いたからといって，プロのカメラマンが撮影したように，私たち

自身の目でその場所を観ることができるとは限らない。願わくば，筆者自身が体験した初の体験グループ体験のように，初学者には予習しすぎずにワクワクできる旅のような気分で体験グループを味わって欲しいのである。

経験のある体験グループ実践者にも伝えたいことがある。体験グループの初体験者が「また，あそこに行ってみたい」という情緒的体験ができる旅のような場を体験グループで提供していただきたい。そのためには，体験グループの実践者には，最低限の技法と覚書が必要であるはずであり，以下に列挙する。

1．目標

体験グループの目標は，実施者により多少の違いが存在するにしても，上記Ⅰ・Ⅱで紹介したように共通している部分が多い。以下，体験グループの目標あるいは目的を列挙してみよう。

- グループをメンバーとして体験すること
- グループダイナミクス（集団力動）を体感的に識ること
- 患者体験，つまり患者（のよう）になること
- 患者（のよう）になることで，臨床現場で患者がどのような体験をしているかを識る機会を得ること
- 精神分析における教育分析（訓練分析）のように，メンバー自身の自己理解が深まり，メンバーが個人としての心的成長を遂げることができること
- グループサイコセラピストになるための必要条件
- グループサイコセラピストになるという明確な目標がなくても，メンバー（患者）になりグループを識ることは，よりよい臨床家になるための糧となること

2．スタッフ構成

体験グループを実施するためには，コンダクター，メンバー，企画者という3つの役者が必要となる。

1）コンダクター

　コンダクター（conductor）とは集団精神療法における治療者のことであり，リーダーと呼ばれることもある。コンダクターという言葉を最初に用いたのはグループ・アナリシスの創始者であるフークスであり，オーケストラの指揮者になぞらえている。リーダーという言葉には，メンバーより上の立場になり，下の立場のメンバーを導く／引っ張る（lead）という権威的な役割が惹起されやすいかもしれないためか，JAGP では鈴木が記したように治療者が権威化することへの警鐘のため，リーダーではなくコンダクターと呼ばれることが多い。コンダクターはメンバーとメンバー，そしてコンダクターとメンバーとを有機的に繋ぐ（conduct）という役割を担っている。そして，意識と無意識，過去と現在と未来，セッションとセッション，過去の体験グループと現在の体験グループ，という具合に多元的で多層的な複数の事象の間を繋ぐという役割も担っている。

　コンダクターの数は，通常1名か2名である。2名の場合には，コンダクターとコ・コンダクター（co-conductor）という形で役割分担することが多い。他方，日本以外ではコンダクターが2名の場合，2人とも「コ・コンダクター」と呼ばれ，2人が対等であることが重視されている。日本でも稀に，2人ともコンダクター（double conductors）と呼ぶ場合もある。

2）メンバー

　集団精神療法や集団力動を学びたいという者たちがメンバーとなる。グループサイコセラピストになろうという目的がはじめからあって体験グループのメンバーになる者がいるかもしれないが，筆者のように「なんとなく職場の上司や同僚に誘われたから」とか「なんとなく役立ちそうだから」といった漠然とした形で体験グループの初メンバーになるパターンも多いのではなかろうか。体験グループのメンバーは，グループを学び始めた初学者やグループサイコセラピストを目指すキャンディデイトに限らない。生涯学習といった形で，グループサイコセラピストやスーパーバイザーになってもメンバーとして体験グループに参加する者たちも少なくない。そして，大切なのは，

コンダクターもメンバーの一員ということである（後述）。

3）企画者（オーガナイザー）

これまで明文化されていないようなので敢えて記すが，体験グループを実施するためには，体験グループという器を用意する企画者（あるいは企画団体）の存在が不可欠である。「体験グループを実施したい」あるいは「体験グループを実施せねば」といった企画者の意図（内発的モチベーションの場合もあれば義務感である場合もある）が体験グループを開催するための出発点であるが，見逃されてしまいがちである。JAGPに擬えると，教育研修委員会が企画者としての役割を担っており，その主な意図の一つは「グループサイコセラピストを養成するための場を提供したい・せねば」ということである。

企画者は，日時と場所をプランニングし，会場（部屋）の大きさ・金額・期間に鑑みてメンバー構成・セッション構造・タイムテーブル・料金といった枠組みを作り，体験グループの開催をアナウンスすることでメンバーを募集する。集まったメンバーの数に応じて，会場・部屋などを再調整することもある。2つ以上のグループを作る場合には，メンバーの背景（職種，性別，臨床経験，初体験かキャンディデイトかグループサイコセラピストかスーパーバイザーかといった集団精神療法の経験など）をもとにしたグループ分けも，企画者の重要なタスクである。

そして，企画者はメンバーに参加の許可を文書で伝える。メールでの場合もあれば郵送の場合もある。文書には，プログラムの詳細（開始時刻・終了時刻の記載は必須）に加えて，参加における留意事項を記しておく。喩えるなら，メンバーとの間の治療契約である。

当日は，部屋に椅子を輪に並べ，空調・明るさといった部屋の環境を設えるといった事前準備を行い，可能なら受付スペースを用意し，受付担当者にコンダクター，メンバーを出迎えてもらう。こうしてようやく体験グループが実施できる環境が整うのである。

企画者が体験しやすい二重構造についての覚書

　体験グループの実施中にも，企画者には遅刻者，欠席者，早退者への対応などさまざまな役割が用意されている。企画者は，体験グループ開催に際して原則として遅刻や欠席をしないようにメンバーに事前に伝えるが，それでも遅刻者や欠席者がでることがある。専属の受付担当者がいれば，グループ外で起こる遅刻者や欠席者からの連絡などにも対応しやすい。

　他方，研修会や研究会では，体験グループの企画者がコンダクターやメンバーを兼ねるといった二重構造になっていることが珍しくない。専属の受付担当者がおらず，企画者が体験グループのコンダクターやメンバーとして体験グループに参加している場合にはこうした事態への対応が困難になりやすい。例えば，体験グループのセッション中に1人のメンバーが体調不良に陥り部屋を突然出て行くといった緊急事態が生じるかもしれない。こうした時，企画者役を兼ねるコンダクターであれば，二重の役割を担っており不自由な自分自身に直面し，苦悩を強いられるかもしれない。「いまここでの体験グループをコンダクトするコンダクターとしての私はこの場に留まるべきだけど，でも，真っ青な顔で退席したAさん大丈夫かな?! 倒れているじゃないかな? だとしたら，まだセッションは中盤だけど，一度部屋を出て，現実的なケアを施すべきでは?! でもそんなことをしたら，残されたメンバーに非難されるかもしれない……」といった葛藤が生じてくることは想像に難くない。

　また，企画者がコンダクターを兼ねるという二重構造においては，現実的に体験グループの外枠を操る企画者＝コンダクターということでコンダクターに対する権威化が起こりやすい。こうした事態を避けるため，企画者（1人である場合もあれば企画団体に属する者複数である場合もある）はコンダクター，メンバーにならないという形で，役割を完全に分けることがバウンダリー（境界）重視の観点からも理想的かもしれない。

　しかしながら，企画者がコンダクターになったりメンバーになったりすることは往々にしてあることであり，二重構造のリスクに鑑みながらも現実的な姿勢・対応をとることが重要であろう。そもそも，私たち人間が営む現実

社会というグループは，二重構造どころか三重，四重といった多重構造であり，体験グループという体験やその企画者としての体験は，社会つまりはグループが本質的に抱えている多重構造を生き延びるためのトレーニングにもなる。

3．セッションの構成

　体験グループのセッションの構造は，企画者の意図により多少の違いがあるが，1～2日間の短期集中タイプと，1～2セッションを毎月1回という形で断続的に行うタイプに大別される。さらには，1～2日間の短期集中タイプを毎年1回という形で継続するタイプもある。

　1セッションの時間は90分のことが多い。3時間で2セッション実施するような場合には，85分×2セッション（休憩10分）というスタイルもありうる。コロナ禍を契機として，オンラインで体験グループが実施されるようになっている。筆者の体験に鑑みると，オンラインでは1セッションの時間は60分以下をお薦めしたい。首を動かさず画面だけを長時間見続けるという行為は身体的疲労を生じやすく，留意すべきであろう。

4．セッションの進め方

　ここでは，これまで引用した論文や著書を踏まえて，特にコンダクターが留意すべきポイントを織り込みながら体験グループのセッションの具体的な進め方を提示する。

1）セッション開始前に企画者・コンダクターが留意すべきこと

　上述のように企画者は少なくとも30分前には，体験グループの物理的空間を整えるべきである。企画者は，コンダクターにメンバーリストを渡し，当日の流れなどを事前に打合せすることが望ましい。コンタクターはなるべく早めに事前に部屋に入り，以下のようなことに留意しながら，セッションを行うための物理的な構造を設える。

椅子の数の確認

企画者が管理している申込みメンバーの数と並べられている椅子の数が合っているかを確認する

円の大きさは適当か

大柄な参加者が多い場合には隣同士が圧迫感を感じないように椅子と椅子の間隔を広めにするように心がける

空調

室内温度は適切か，空調はどのように管理されているかを確認する。室内でエアコンの調整ができない場合もあり，その場合には企画者に対応を事前に相談する

室内の明るさ

カーテンやブラインドを開けるかを検討する。朝日，西日にも注意する

時計

部屋に時計はあるか，時刻は合っているかを確認する。時計が部屋にない場合には，企画者と相談の上，別の部屋から持ってくるなどの対応を検討する

どこに座るか

コンダクターは，入口が見えるところに座ることが多いようである。時計が見やすいところに座るコンダクターもいる。コンダクターが2名いる場合には両者が対面に位置するように心がける。少なくとも隣同士にはならないように留意する。退席している時にメンバーが座ることがあるため，自分の椅子であることがわかるようにジャケットなどを置いておくとよい。メンバーには自由に座りたいところに座ってもらう

トイレの場所

部屋とトイレとの距離が遠かったり，トイレの数が限られている場合には，受付担当者から事前にトイレの場所をメンバーに伝えてもらうとよい。休憩後のセッションへの遅刻を予防しやすくなる。トイレに限らず，コンビニやランチできる場所の案内もあるとよい

ボイスレコーダーの確認

体験グループでは，録音することが多い。企画者が作成する申込み案内に

録音のことが記載されていることが多いが，記載されていない場合には，セッション開始時にメンバーに伝える必要がある

2）セッション開始

　開始時刻前にコンダクターとメンバーは用意された椅子に着席し，時間になるとコンダクターによる「はじめましょう」のひとことでセッションが始まる。「はじめましょう」の前に，コンダクター（あるいは企画者や事務局）から事務的なことが伝えられることがある。例えば，録音のことが案内に記載されていない場合は，はじめの合図の前に冒頭で伝えられるべきである。入門コースでは，冒頭に体験グループの目的が伝えられることもある。筆者がコンダクターを務める際には，冒頭に「今日明日と90分，6セッション行います。第1セッションは○時○分までです。どなたからでも，どんなことからでも自由にお話しください。でははじめましょう」といった具合に開始する。そして，ほとんどの場合，沈黙が生まれる。

3）セッション中のコンダクターの役割

　セッションの中で，コンダクターには数多くの役割があり，全てをあげることは難しいが思いつくままに列挙してみる。

①沈黙を抱える

　体験グループ（Tグループ）は，個人を対象とする精神分析から発展した精神分析的集団精神療法の技法に概ね則っており，自由に頭に浮かんだことを語ってもらうという精神分析でいうところの自由連想法のスタイルを踏襲しており，開始から沈黙になりがちである。何故，体験グループではセッション冒頭から沈黙が生じやすいのであろうか。体験グループのことを「沈黙セラピー」と振り返るメンバーも時に存在する（加藤，2023a）。沈黙が多いのは個人を対象とする精神分析と同様に自由連想的な時空間を作っているから当然であろうと考えるコンダクターが多い。ではなぜ精神分析的な自由連想的な時空間では沈黙になるのであろうか。実は，体験グループ（Tグループ）

において日本人は特に沈黙になりやすいらしい。その理由の一つはコンダクターがメンバーに自己紹介（つまり自身の社会的役割の紹介）をさせないからではなかろうかと筆者は考えている。コンタクター自身は「今日コンダクターをする〇〇です」という形で冒頭に手短な自己紹介をすることが多いが，コンダクターはメンバーに自己紹介を要求しないし，敢えてさせないような態度を貫いている場合すらある。日常生活において私たちは初めて出会う社交場面においてお互い自己紹介するということを子どものときに学習し，社会人になっても常識として実践している。こうした常識が通用しないのが体験グループなのである。自己紹介することで社会的な役割をまとった自分自身でいることができるが，自己紹介せず他者と時空間を共にするときには，社会的な役割という衣装をまとわない裸の自分にされたような不安・恐怖を覚えるメンバーもいるかもしれない。土居健郎曰く，日本はウラとオモテの社会であるらしい。私たち日本人は表の世界では自分自身の社会的役割を自己紹介という形で真っ先に開示して社会的役割に応じた言動を安全に開始することには慣れているが，同じ表の世界で社会的役割という衣装をまとわない裸の自分でいることには慣れていない。

　体験グループに数回参加すると，沈黙ではじまることやセッション中に沈黙が多いことにも慣れてくるが，コンダクターが忘れてはならないのは，特に初参加メンバーは自己紹介がなく沈黙に身を置く中でこころを裸にさせられるような不安・恐怖を体験しているかもしれないという配慮であろう。しかるに，入門コースでは，こうした側面に配慮して，初期不安を軽減するために敢えてコンダクターから　メンバーへの自己紹介を促すこともある。メンバーの特性に鑑みて，こうしたオプションの検討は，「体験グループにはもう二度と参加しない！」という結果に陥りがちなメンバーの傷つきを予防する一助になるかもしれない。

　コンダクターは沈黙にはなんらかの意味があるという心づもりで沈黙と対峙し抱える必要がある。コンダクターから積極的に沈黙を打ち消す態度はメンバーおよびグループの進展を阻害しかねないため控えるべきである。しかしながら，あまりに長すぎる沈黙に際して，コンダクターは積極的に沈黙を

取り扱うべきである。例えば，沈黙の意味をグループ全体に問うてみることがグループを進展させるかもしれない。沈黙がコンダクターに対する幻滅・失望・怒りであることがグループの進展とともに明らかになることがある。他方，沈黙が全く生じない場合にも，コンダクターは介入すべきであろう。抑うつや無力感を体験することへの抵抗かもしれない。

②メンバーをモニターする

コンダクターは，セッション中，監視カメラのように右から左，左から右へとグループメンバー一人一人を見回す。あるメンバーが発言しているときは発言しているメンバーだけに目をやらずに他のメンバーがその発言をどのように受け取っているかもモニターする。コンダクターの方ばかり見ているメンバーがいるかもしれないし，コンダクターのことを全く見ないようにしているメンバーもいるかもしれない。こうしたモニタリングにより，メンバー対メンバー，コンダクター対メンバーの力動への理解が促進される。

③メンバーの発言を理解し取り扱う

メンバーの発言の現実的な対人関係における意味，そして，その背後にある無意識的な意味について思いを巡らし，現実の対人関係の課題としてだけではなく，いまここでの転移（注：グループにおける転移とは，これまでの対人関係パターンがいまここでのグループの場面で再現されること）と理解して取り扱う。ホーウィッツは，治療者（コンダクター）が転移の取り扱いにあまりに重きを置きすぎて，現実的な対人関係の問題を取り扱わない場合の悪影響にも言及しており，転移を適度に取り扱いつつ，現実的な対人関係の問題も無視しないという両眼視の態度がコンダクターには要求される。

④愛想よくしすぎない（中立性）

コンダクターの心構えとして，日常の対人交流とは次元を異にするいわゆる「中立的な態度（中立性）」が求められる。つまり，お人好しな私たち日本人がコンダクターになる場合は「愛想よくしすぎない」という心づもりが

役立つことが多い。先述の自己紹介を促さないというコンダクターの態度こそがこうした態度の典型である。自ら言及するのも憚られるが，筆者は日常生活においては親切で愛想よい人間であると自らは信じており，普段はお人好し過ぎるかも知れない。他方，精神分析的な治療者になる場合では，個人精神療法でも集団精神療法でも体験グループでのコンダクターを担う場合でも，愛想よくしすぎないように心がけている（加藤，2009）。こうした場面で，患者やメンバーから具体的な質問が投げかけられたとしても具体的に親切に即答することは少ない。ただし，こうした態度を貫いていると，実際に精神分析的個人精神療法場面では患者から「先生は冷たい！」と面と向かって言われるし，体験グループでも「コンダクターはどこか遠くにいる」と言われるのである。こうしたメンバーからの発言に対して，コンダクターがとっさにお人好し的な態度を取ることには慎重になるべきである。あるコンダクターはメンバーから「怖い顔をしている」と指摘されたにもかかわらず，とっさに笑顔にならず取り繕うことをしなかった。コンダクターは，こうしたメンバーからの発言を「治療者に向けられた投影（メンバーのこれまでの対人関係パターンの再現）」として理解して取り扱う必要がある。

　他方で，現実問題として，コンダクターは冷たく，遠くにいるのかもしれない。そうした現実検討もコンダクターには求められる。メンバーからの投影なのか治療者自身の問題・課題なのかの判別は正直難しいわけであり，その解決のためには，コンダクター自身が個人精神療法を受けることが有効であろう。ちなみに，ホーウィッツは，集団精神療法家の訓練として，個人精神療法の体験も重要であると指摘している。コンダクター同士のレビュー，スーパービジョン，事例検討への参加も自身の課題を解決するために大いに役立つ。

⑤メンバーそして教師としてのコンダクター

　コンダクターが日常の愛想よい態度とはあまりにも違うような「無愛想」な態度を取り続けていると，メンバーから過剰な転移や投影（例「このコンダクターは酷いヤツだ！」「こんなコンダクターの体験グループ，2度と出

ないぞ！」というような思い）が引き起こされるリスクがある。特に短期集中型の体験グループの場合，コンダクターへの転移や投影を十分に扱えるほどの時間は用意されていない。ホーウィッツは，コンダクター（著書では「訓練者」と表記）への転移や投影の取り扱いの重要性を指摘しつつ，コンダクターへの過剰な転移や投影を薄めることが体験グループでは特に必要であると唱えている。その方法としてコンダクターが一人の現実の人として姿を現すことが有用であり，例えば，ファーストネームを使ったり，「文化的孤島（cultural island）」で2週間ほど共に過ごしたり（例：日常と離れたところでの合宿），コーヒーブレイクや夜の交流会など現実的な場面でお互いに顔を合わせるといったことを例示している。コンダクター自身が，メンバーとしての自身の不安や混乱した気持ちを語ることで，開示性と透明性の手本を具現化する人物としてメンバーの手本になる役割を掲げている。さらには，コンダクターは教師でもあり，行動に表れている集団力動について短い講義をしたり，グループプロセスをレビューする教師的な役割も担うことで，過剰な転移を薄めることに役立つと，ホーウィッツは記載している。

　日本で開催される体験グループでも，特に入門者コースでは，セッションの後半にコンダクター主導でレビューの時間を設けていることが少なくない。その際は，セッションの開始時にレビューをすることを事前に伝えておくとよい。

⑥時間に気を配る

　「セッションは〇〇分です，時間が来たら終わります」と事前に契約として伝えておき，セッション終了の時間になれば，メンバーが会話している最中であっても，発言中のメンバーに配慮しつつ，コンダクターは「時間になりました」と告げて，セッションを終了することを原則とする。10名参加するグループで5分セッションを延長してしまうと 10名×5分＝50分メンバーの時間を奪ったという計算になる。延長により帰路の電車に乗り遅れるメンバーがいるかもしれないし，休憩時間が足りずにトイレにいけないメンバーがいるかもしれないのである。他方，時間が来たら終わるというアクショ

ンを起こすことは実に難しいことでもある。相田は，治療構造といった『境界（バウンダリー）』は頑なに守る『約束や規則』のようにしてあらかじめあるのではなく，仮に境界を壊すことがあったら，その事態をめぐって，感じ，考え，話し合うことこそが大切であると説いている（相田，2014）。時間通り終了できない状況が続くとしたら，時間を管理できないコンダクターのパーソナルな課題であるかもしれないし，グループあるいはメンバーが抱える何らかの課題の投影なのかもしれない。

⑦コンダクター同士のレビュー

コンダクターが2人以上いる場合には，セッションとセッションの合間に短時間でも集まり，直前のセッションの振り返りを行う。振り返りの中で，セッションの流れを確認し，気になることをシェアするとよい。

⑧服装

コンダクターは，どのような服装でメンバーを迎えるべきだろうか。ジャケットを着るべきか，ネクタイをするべきか，筆者は十年以上前，服装に関してああだこうだと考えていた（加藤，2012）。実際には，どのような服装にすべきというドレスコードは体験グループには存在しない。しかしながら，コンダクターが常々留意すべきは，服装は大なり小なりその人物の何かを反映しているということである。

Ⅴ　おわりに

最後に「体験グループにおける傷つき」に関して言及したい。体験グループに参加したメンバーが「傷ついた」「もう絶対に行かない」という事柄が生じないわけではない。企画者・コンダクターとしては，こうした事態が生じないように細心の注意を要するべきであるが，それでも完全にゼロにすることはできない，というのが筆者の見解である。体験グループに参加すると必然的に心的負荷がかかるので，特に未経験の方に体験グループへの参加を

誘う場合には,「とても役に立つと思うけど, 結構しんどいよ。泣き出す人もいるよ」というようなメッセージも同時に添えておくと安全であろう。その上で, 参加するかどうかは参加する当事者に決めてもらうべきである。つまり, 参加へのハードルを上げておくことも必要であろう。

そもそも自分を識るというプロセスには傷つきが伴うもので,「気づきは傷つき」なのである。精神医療や福祉を生業にしている私たちは, 大なり小なり自身のこころの病理を抱えながら当事者と向き合っているのである。体験グループは「患者になること」であり, 患者でもある自分を受け入れることで臨床家として大きな成長を遂げることができる。しかしながら,「患者になる」ことには覚悟が必要であり, その覚悟を持つことは特に若き臨床家にとっては難しい。「患者になりたくない」「自分自身の病理に向き合いたくない」という気持ちは多かれ少なかれ先生と呼ばれる治療者は持っているものである(加藤, 2015b, 2016)。こうした場合には, まずは事例検討などへの参加を薦めることが安全であろう。

最後に留意すべきは, 臨床現場での患者を対象とする臨床グループに治療者の訓練である体験グループの方法をそのまま当てはめるべきでないということである。臨床グループにおいては, 参加する患者の自我の強さや不安耐性に配慮するという治療者の態度が求められる。他方, 体験グループにおいてもこうした配慮が欠かせない。

文献

相田信男 (2014) 精神分析学会から学んだこと―特に「境界」. 精神分析研究, 58(3); 205-218.
土居健郎 (1971) 「甘え」の構造. 弘文堂.
福本修 (1996) タヴィストック・クリニックのおける集団精神療法の訓練について. 集団精神療法, 12(1); 95-98.
ホーウィッツ, L. 著/髙橋哲郎監修・権成鉉監訳 (2014/日本語訳 2021) 第四の声で聴く―集団精神療法における無意識ダイナミクス. 木立の文庫.
池田真人 (2007) 体験グループ考 事始め. 集団精神療法, 23(2); 109-113.
加藤隆弘 (2012) グループサイコセラピストにネクタイは必要か?―卵と壁と中堅という立場. 集団精神療法, 28(2); 267-269.

加藤隆弘（2015a）体験的に学ぶ集団精神療法の基本―「体験グループ」の紹介．第109回日本精神神経学会学術総会シンポジウム報告．精神神経学雑誌，117；SS373．

加藤隆弘（2015b）日本語臨床における「先生転移」の功罪―見るなの禁止の世界を超えて．（北山修監修／池田政俊・妙木浩之編集）北山理論の発見―錯覚と脱錯覚を生きる．pp.71-91．創元社．

加藤隆弘（2016）日本での集団精神療法実践における「先生転移」の功罪（序論）．集団精神療法，32；45-51．

加藤隆弘（2023a）逃げるが勝ちの心得―精神科医がすすめる「うつ卒」と幸せなひきこもりライフ．木立の文庫．

加藤隆弘（2023b）ひきこもりの集団精神療法―沈黙の中で「ひきこもる能力」を獲得し卒業すること．精神療法，増刊第10号；174-182．

加藤隆弘・青木桃子・入江美保・長谷川麻弓・堀有伸・田辺等（2009）集団精神療法の学び方を学ぶ―特に「はじめの一歩」を獲得したい初学者のために．集団精神療法，25(2)；156-161．

近藤喬一・鈴木純一編（1999）集団精神療法ハンドブック．金剛出版．

中久喜雅文・杉山恵理子（2009）T-グループの多様性と可能性．日本集団精神療法学会第26回大会抄録集．p.39．

二之宮正人・山野上典子・加藤隆弘（2008）「関門海峡グループ研究会」を立ち上げて．集団精神療法，24(1)；64-65．

ノーマン・ウォン／山口隆・松原太郎監修／秋山剛訳（1995）合本ウォン教授の集団精神療法セミナー．星和書店．

生地新・相田信男・加藤隆弘・加藤祐介・白波瀬丈一郎・関百合・西山亜美・渡部京太（2023）体験グループ．日本精神分析学会第69回大会抄録集．

柴田応介（1992）Tグループ―水曜会の活動を中心にして．（山口隆・中川賢幸編）集団療法の進め方．pp.387-404．星和書店．

高橋哲郎（2002）初期不安の取り扱い―訓練グループの視点から．集団精神療法, 18 (1)；29-34．

第3章　グループの研修

3　スーパービジョン

古賀恵里子

I　はじめに

　最初に筆者の立場を明確にしておきたい。筆者は日本集団精神療法学会（Japanese Association for Group Psychotherapy, 以下 JAGP）教育研修システムに則って 2002 年にグループサイコセラピストとして，そして 2007 年にスーパーバイザーとして認定された。臨床的背景としては，精神科病院で心理職として 29 年間働いたが，2015 年より大学教員として公認心理師および臨床心理士の養成に携わっている。本稿を執筆するにあたり 15 年以上前のスーパーバイザー申請の際に，これまで自分が学び培ってきたものを次世代に継承する役割を担う責務と，それを引き受ける覚悟を意識したことを思い起こした。ちょうど「スーパーバイザー認定」について検討が始まろうとしていた 2003 年の「スーパーバイザー会議」で，「（精神療法）治療者の最終的目的は次代の治療者を育てることだというアイデンティティにかかわる意見」が出されたことが JAGP 学会誌第 19 巻 2 号で報告されている（相田，2003）。筆者はこの会議にグループサイコセラピストとしてオブザーバー参加していた。「スーパーバイザー認定規定」が定められた後，この発言がスーパーバイザー申請に向けて筆者の背中を押してくれた。認定から今日までの間，どれほど責務を果たせたのだろうかと自問しつつ，JAGP のグループサイコセラピストあるいはスーパーバイザー認定を目指している人のみでな

く,集団精神療法実践がよりクライエントの益になるために自分の研修・訓練について改めて考えたい人にとっても多少なりとも役立つことを願って執筆している。

本稿では集団精神療法における特別な理論に基づく特定の学派のスーパービジョンではなく,さまざまな学派あるいはアプローチに通底する基本的な考え方を記述することを目的とする。

なお,集団精神療法は多職種によって多領域で実践されているアプローチである。文章中では集団精神療法を実践する主体に対しては「セラピスト」という言葉は限定的に用い,主に「実践者」と表記する。

II 精神療法の実践者として育つこと

1.研修・訓練はなぜ必要か

集団精神療法の研修・訓練に特化する前に,全般的(学派横断的)な精神療法の研修・訓練について触れておく必要があるだろう。精神的困難を抱えた人に会い続け支援しようとする試みは,支援する側である実践者にさまざまな情緒的反応を引き起こす。実践者が心理的防衛の殻に覆われて士気が低下したり,疲れ果てて心身ともにすり減って仕事が続けられなくなったりすることを防ぎ,クライエントに役立つ支援を提供するには,実践者に向けた適切なサポートが不可欠である。筆者は,実践力を養うための適切な研修・訓練は実践者にとってなによりの力強いサポートにつながると考えている。しかしながら同時に,経験豊かで専門性の高い「熟練者」から研修・訓練を受けることには,下手をすると絡み取られてしまう罠も潜む。

「Therapeutic Community(治療共同体)」[注1] という言葉を考案し,英国のキャッセル病院で精神分析的志向の治療共同体を立ち上げたメイン(Main,

---

注1) 治療共同体とは,病棟やデイケアなどをコミュニティと見なし,その中で,個々のメンバーが料理,掃除,レクリエーション等の日常のアクティビティ,言語グループ,コミュニティ・ミーティング等を通して,メンバーが対人関係における自分の問題に向き合い気づきを深めることを可能にする環境である。詳細は第2章「1 大グループ」を参照のこと。

表1　トレーニングにおいて熟練者と初心者が陥りやすい関係

熟練者　Experts	初学者　Beginners
旺盛な興味　Appetitive 問題解決志向　Problem-solving 能動的な学び　Active Learning	従順　Obedient 依存的　Dependent 受身的学び　Passive Learning
↓ 専門家　Professionals	↓ 患者　Patients

Main（1967／2001）を元に筆者が作成

1967／2001）は，スタッフのトレーナー（訓練する側）・トレイニー（訓練を受ける側）関係を重視し，研修・訓練が熟練者から初学者への「決して疑問を感じず，更に考えることを阻む信念（belief）」の推奨になることに警鐘を鳴らした。なぜならば，それは専門家と患者（クライエント）の関係にそのまま敷衍するからである。つまり，熟練者と初学者の関係が上記のようになってしまうと，このような訓練を受けて育った専門家は患者との間でも，患者に従順で依存的かつ受身的，さらに言えば無力な存在の役割を割り当てることを繰り返してしまうという考え方に基づいている。表1は熟練者と初学者の関係に関するメインの考え方を筆者がまとめたものである。メインは初学者に，忠実かつ強迫的に知識や訓練を受け容れるのではなく，選択的かつ思慮深くそれらを利用できるようになることを求めている（Main, 1967／2001）。

2．スーパービジョン（Supervision）とは

　諸外国においても日本においてもさまざまな精神療法の学派やアプローチが存在するが，初学者がクライエントに役立つ実践者として育つための基本的な訓練方法はほぼ共通していて，「理論学習」「クライエント体験（訓練分析等）」「スーパービジョン（Supervision）」である。

　スーパービジョンにおいては，指導者は「スーパーバイザー（Supervisor）」，訓練を受ける立場の人は「スーパーバイジー（Supervisee）」と呼ばれる。

　統合的立場のスーパービジョンの必要性を唱えている平木（2017）の定

表2 スーパーヴィジョンの普遍性5項目

1.	SVには，同時進行する重層的人間の相互作用とその文脈を理解するメタ認知が必要である。
2.	SVは，スーパーヴァイザーとスーパーヴァイジーの「SV同盟」とも呼ぶべき安定した関係の上に成り立つ。
3.	SVの介入は，スーパーヴァイジーのセラピストとしての発達段階に応じた検討内容とプロセスが必要である。
4.	学びと成長が醸成されるSVでは，スーパーヴァイザーとスーパーヴァイジーのアサーティヴなコミュニケーションがある。
5.	SVは，セラピーの質を高めるためのふり返りと評価を含む指導から成り立っており，その目的は，スーパーヴァイジー自身が頼れる内的スーパーヴァイザーを自己内に育てることである。

平木（2017, p.29）の表記を筆者が一部改変．下線は筆者
＊スーパーヴィジョンは「SV」と略

義を紹介しよう。「スーパーヴィジョン[注2]とは，専門家による実践に即した訓練・指導であり，専門家の第3の目がものをいう指導である」（平木，2017, p.19）。この「第3の目」が肝要である。

大森（2018）はこれを「三者性」という言葉で表している。英国のグループ・アナリストであるアインホーン（Einhorn, 2019）は「臨床家は自分が見ているものは自分自身の理解，訓練，そして人生経験のレンズを通して映し出されているということを知る必要がある。この枠組みを知ることで，自分が映し出しているものに引きずり込まれる危険は薄らぐ」と述べ，治療あるいは訓練を目的としたグループでの他者との対話を通してそれが可能になることを指摘している。

'Supervision'の'Super-'は「上位の」というよりは「より広く」の意味合いが強いのではないだろうか。セラピー場面で生じている事象やそのプロセスを広い視野から俯瞰するというスーパーバイザーの機能は，表2にまとめた平木（2017, p.29）の「スーパービジョンの普遍性」の第1項「メタ

注2) Supervisionは日本語では「スーパービジョン」あるいは「スーパーヴィジョン」と表記される。本稿においては基本的には「スーパービジョン」を用いているが，出典の記載が「スーパーヴィジョン」である場合，直接引用においては出典の表記を尊重した。

認知」を意味するのであろう。

　平木はさまざまなスーパービジョンに横たわる普遍性を5項目にまとめている。平木の記述からは，スーパービジョンが単なる知的（認知的）理解を深めるだけのプロセスではなく，スーパーバイザーとスーパーバイジーの関係，加えて，スーパービジョン空間に持ち込まれたスーパーバイジーとクライエントの関係に基づく極めて体験的学びであることがわかる。スーパーバイジー自己内に「内的スーパーバイザー」（第5項）が培われる基盤にはスーパーバイザーとスーパーバイジー間の「安定した関係」（第2項）が必要であり，双方の「アサーティヴ」（第4項），つまり，率直なコミュニケーションがプロセスを促進するのである。このような内在化は受身的・依存的に知識を受け取る模倣とは異なる。

　第3項ではスーパーバイジーのセラピストとしての発達段階を問題にしている。スーパーバイザーはスーパービジョンを始めるに当たって，スーパーバイジーの発達段階，つまり，必要とされる技能がどこまでどのように獲得されており，今後修得すべき技能が何であるのかをアセスメントする必要がある。三川（2021）は平木の第3項を受けて，スーパーバイザーがスーパーバイジーの課題に目を向けることの重要性を強調し，もし課題の設定と共有がない場合は，スーパーバイザーがスーパーバイジーと同じ視点に立ってクライエントへの理解や対応を議論し始め，そうするとスーパービジョンがまるで事例検討のようになってしまうと指摘している。この点に関して高良（1998）もサイコドラマのスーパービジョンについて論じる中で，スーパーバイザーが留意するべきポイントの一つとして，教授する側とされる側の双方が問題意識を喚起して準拠枠を設けることの重要性を挙げている。このような考え方は，精神療法においてクライエントの主訴を明確にし，セラピストとクライエント両者で共有した目標に向かって協働作業していくプロセスと相似している。

　ここまでのポイントをまとめると，精神療法におけるスーパービジョンとは，自分の技能を高めたい実践者が，より経験豊かで多様な技能を獲得しているスーパーバイザーの第三者としての視点の助けを得ながら，スーパービ

ジョン空間で展開される関係性を通して，同定された自分の課題の解決に向けてスーパーバイザーと協働していく過程であり，その結果，スーパーバイジーがクライエントに対してより有益な援助ができるようになることが目指されている訓練過程である。

Ⅲ 集団精神療法のスーパービジョン

1．JAGP 教育研修システムにおける スーパービジョン／スーパーバイザーの役割

　精神療法全般に通じるスーパービジョンの考え方は，当然ながら集団精神療法のスーパービジョンにおいても必要な視点であるが，本項では集団精神療法のスーパービジョンならではの視点を論じることにチャレンジする。しかしながら，集団精神療法にもさまざまな立場が含まれる。1999 年にスタートした JAGP 教育研修システムは，言語グループやサイコドラマ等のアクションメソッドなどさまざまなアプローチに共通して求められる基本的な知識・技能・態度を身に着けたグループサイコセラピストの養成を目指している。岡島（2017）は諸外国に比べて精神療法が十分に普及していない日本では「学会の教育研修システムそのものが集団精神療法の minimum requirement をなしている」と解説している。

　では，現行の「JAGP 教育研修システム要項」（教育研修委員会，2019）において，「スーパービジョン」ないしは「スーパーバイザー」がどのように記述されているのかを見てみよう。読者は JAGP 公式ホームページの「当学会について−教育研修関連」のページからもその全文を参照できる（社団法人日本集団精神療法学会 https://jagp1983.com/?page_id=6#articles）。

　以下，ポイントとなるいくつかの個所を抜粋して説明を試みる。

1）JAGP のスーパーバイザーに求められること

日本集団精神療法学会教育研修システム要項

> 第3条（認定）2．スーパーバイザー
> a）研修会などを通してキャンディデイト及びグループサイコセラピストを教育し，スーパービジョンを行う者をスーパーバイザーとし，これを本会が認定する。
> b）スーパーバイザーは，教育研修委員会が主催する研修会でのスーパーバイザーや，年次学術大会の司会及び座長を引き受けるなど，本会の教育研修に積極的に協力，参加する義務を負う。
> c）教育研修委員会と連携し，キャンディデイトの教育研修に協力する。キャンディデイトがグループサイコセラピスト認定の要件を満たしたとき，教育研修委員長にこれを推薦する。

スーパーバイザーには個々のキャンディデイトへの教育研修のみでなく，教育研修委員会と協力して学会全体の教育的風土を醸成する役割が強く期待されていることがわかる。

なお，「キャンディデイト」とはグループサイコセラピストの認定を受けることを目指してこのシステムに登録した候補者のことである。

2）キャンディデイトに求められる研修実績

> **グループサイコセラピスト認定規定**
> 　第2条（各論）1．グループサイコセラピスト認定を申請するキャンディデイトは，以下の通りの研修実績を必要とする。a）体験グループ
> ……（中略）……
> b）事例検討及び講義 ①キャンディデイトは，教育研修委員会主催またはスーパーバイザーの責任で実施された事例検討及び講義を受けなければならない。教育研修委員会主催またはスーパーバイザーの責任において実施された以外の事例検討及び講義については，理事会の承認が得られればこれを同等に扱う。②事例検討には個別の

> スーパービジョンによる指導と，グループでのスーパービジョンによる指導を共に含めるものとする。……（中略）……③キャンディデイトは特定のスーパーバイザーからの指導に偏ることなく，複数のスーパーバイザーから指導を受けなければならない。また，その中の1名を主たるスーパーバイザーと定め，キャンディデイトが自らコンダクター（もしくは，治療者，リーダー，など）を務めたグループ経験について，一定期間に亘って指導を受けなければならない。④スーパービジョンの費用は，スーパーバイザーとキャンディデイトとの契約で決めることとする。……（後略）……

＊下線は筆者による

　キャンディデイトには体験グループの参加総時間数24時間，事例検討及び講義の総時間数24時間の研修実績が求められ，事例検討に関しては「個別のスーパービジョンによる指導」（一人のスーパーバイジーと一人のスーパーバイザー）と「グループでのスーパービジョンによる指導」（スーパーバイジーを含む複数の参加者と一人ないしは複数のスーパーバイザー）を共に含めることが要件として挙げられている。ここでは事例検討とスーパービジョンの定義は明確に区別されていない。個別スーパービジョンとグループ・スーパービジョン，それぞれの特徴については後述するが，グループ・スーパービジョンが必須要件であるのは集団精神療法学会ならではであろう。

3）なぜ複数のスーパーバイザーから指導を受けなければならないのか

　キャンディデイトには，複数のスーパーバイザーから指導を受けることが求められている。個人精神療法に関してではあるが，松木（2010）は精神分析臨床家の立場から，一人のスーパーバイザーの指導は少なくとも2～3年受けることが必要であるが，5年以上続いたら一旦終結を検討した方が良く，できるだけ多くのスーパーバイザーを体験し，その中から自分に適うものを取捨選択するのが良いと勧めている。また，岩崎（2000）も大学病院精神医学教室における若手医師に対する精神分析的精神療法の訓練体制を考案した

立場から，初学者は特にさまざまなスーパーバイザーの考え方やスタイルに触れて，そこからスーパーバイジー自身が主体的に取捨選択することの大切さを指摘している。

このようなスーパービジョンの在り方は，初学者が一人のスーパーバイザーに過剰に傾倒して理想化し，依存的・受身的になってしまうことを回避させうるし，スーパーバイジーが多様な視点から自分のスタイルを構築していくことに役立つ。

4）スーパーバイザーの選択

自分のスーパーバイザーをどのように選び決めるかは大切なプロセスである。西（2024）によると，日本に精神療法のスーパービジョンが導入されたのは1950年代の精神分析の訓練においてであり，当時は「監督教育」と訳されていた。その後もスーパービジョンを受けられる機会が限定的であった時期が続いたが，近年では，学会認定資格システムを有する精神療法関連学会が増え，認定スーパーバイザーの名簿がホームページ等で公開されているところが多い。JAGPについては，学会ホームページの会員ページに認定スーパーバイザーの名前に加えて職種・所属・連絡先・活動領域が明示された名簿が掲載されている。学会員はこの名簿の情報を手掛かりにすることができる。また，年次学術大会や学会主催の研修会等はスーパーバイザーに出会い，実際にコミュニケーションをとるには良い機会である。

5）相互研修とはどのような研修なのか

「スーパーバイザー認定規定」に以下のような記述がある。

> **スーパーバイザー認定規定**
> ……（前略）……本会はキャンディデイト，グループサイコセラピスト，スーパーバイザー，そして会員間の「相互研修」を当初から目指しており，「相互研修」をもってスーパーバイザーの質の向上を目指すものとすることを本規定冒頭に記しておく。

スーパーバイザーはJAGPの教育・研修において重要な責務を負うが，「スーパーバイザー＝教える人」「キャンディデイトあるいはグループサイコセラピスト＝教えらえる人」という固定した役割に縛られているわけではない。スーパービジョンの過程の中で，スーパーバイザーも共に学ぶ機会を得ている。スーパーバイザーは揺るぎのない完成した存在ではなく，スーパーバイジーと同様に学びのプロセスの途上に居る。学ぶことを忘れたスーパーバイザーがスーパーバイジーの学びの姿勢を活性化することは難しいとも言える。この相互研修という双方向の関係性は，スーパーバイジーの自発性を育てることにもつながるであろう。

2．集団精神療法のスーパービジョンに特有な視点

 次に，集団精神療法のスーパービジョンならではの視点を抽出するために，その実践者に何が求められるのかについての整理を試みる。

 自分が集団精神療法のグループを始めるとしよう。どのような段取りが必要だろうか。例えば，精神科病院の入院病棟でのスモール・グループの例で考えてみよう。

1）グループの準備と組織全体への働きかけ

 当該病棟の治療サービスをよりよくし，個々の患者に役立つためには，どのような目的で，どのような患者を対象としたグループが必要であるかについて熟考し，それを多職種チームの中でじっくり話し合う必要があるだろう。その上で，一緒にグループ運営するスタッフと共にグループの治療構造（頻度，時間，場所，グループの形態：オープン／クローズド，料金設定，プレ＆レビューミーティングなど）を定め，更には組織の管理者あるいは組織全体にグループのことを周知し十分な理解を得る工夫が必要である。

2）メンバー選定とグループ構成を考える

 グループの目的に適合したメンバーを選択しグループを構成する。そのためには，組織内の関連部署や時には組織外に文書等で知らせてメンバーを紹

介してもらう必要が生じる。そうして選択されたメンバーのアセスメントを行い，個々のメンバーのグループへの適否を判断し，参加がそのメンバーに意味があると判断した場合には集団精神療法で何を目指すのかを本人と話し合うことになる。

3）開始後のグループの維持
　グループをその構造を維持しながら継続することは容易ではない。病棟の他の治療プログラムと時間や場所が重なってしまうなどの逆風が突然吹くこともある。その時々の困難にどう対処していくのかも集団精神療法の実践家に求められる実践力である。また，グループで生じていることについて他のスタッフとどのように共有するかを考えることも忘れてはならないポイントである。

　1）2）3）を考えるに当たって，グループ・アナリシスの**力動的管理**（dynamic administration）の考え方を学んでおくことは大変意味がある。英国でグループ・アナリシスのトレーニングを受けた関（2023）によると，力動的管理とはグループの構造全般をどのように守り育てるかであり，これがコンダクター（グループ・アナリシスにおけるセラピストの呼称）のもっとも重要なタスクである。
　では次に，グループ・セッションの中で実践者にはどのような働きが求められるのかを考えたい。

4）グループに生じていることの理解
　以下のような複数の視点が必要だろう。つまり，①個々のメンバーに何が起こっているのか，②メンバー間に何が起こっているのか，③メンバーとセラピストの間に何が起こっているのか（セラピストに向けられている感情），④セラピスト自身はグループの中で何を考え感じているのか，⑤全体としてのグループに何が起こっているのか，⑥上位集団（医療機関であれば当該病棟や組織全体）の状況がどう影響しているか，⑦グループの発達段階をどう見るかなど。

5）グループへの介入

セラピストの中でグループへの理解が言葉になり，それをグループに伝えることが役立つと考えられた時，セラピストはそれを実行する。そして，その介入がグループにどのような影響を与えたかについて考える。また，必要だったのにしなかった（できなかった）介入があるかもしれない。そのことについても考える。

米国と日本において多くの集団精神療法の教育・研修にかかわってきた高橋（2015）は，治療グループが患者／メンバーに及ぼす二種類の力について述べている。それは「メンバーのこころを支える力」と「メンバーのこころを探索する力」であり，この両者のさじ加減について考えることが集団精神療法の実践者には求められる。

Ⅲ-2「集団精神療法のスーパービジョンに特有な視点」で取り上げたそれぞれの要素に関する詳細は他の文献や本書の第1章，第2章を参照していただきたいが，いずれも，集団精神療法のスーパービジョンにおいてスーパーバイザーと話し合うことに意味があると筆者が考える要素である。もちろんこれらが全てでも絶対でもない。それぞれのスーパービジョンにおいて重きを置くところや取り上げられる点は異なるであろう。

3．スーパービジョンの構造

1）スーパーバイジーの課題とスーパービジョンの目標設定

Ⅱ-2「スーパービジョン（Supervision）とは」で述べたように，スーパーバイジーのセラピストとしての発達段階とそれに応じた課題をスーパーバイザーがアセスメントし，それをスーパーバイジーと共有合意し目標設定したうえでスーパービジョンを開始する必要がある。さらに，スーパーバイジーの成長・技能の獲得をモニターして本人にフィードバックすることも忘れてはならない。

2）頻度・時間・継続期間・場所

特定学派の研究所等が認定する資格取得のためのスーパービジョンであれ

ば，厳密な頻度，1回の時間，そして継続期間が明示されているが，JAGP教育研修システムにおいては具体的な要件が定められているわけではない。スーパーバイジーそれぞれの置かれている事情，スーパービジョンの目指すところ，かつスーパーバイザーの事情を総合的に考慮して双方が話し合って決めることになるだろう。高橋・西（2024）は「正しいスーパーヴィジョンというものは存在しない。現場の違いによって臨床の在り方が異なるように，どのようなスーパーヴィジョンが現場に即したものか，その工夫が考えられるべきであろう」と述べている。

　ただし，スーパービジョン関係やその空間を安定させるためには，どの程度の頻度であったとしてもその間隔が一定であり，一旦定めた時間は変えないこと，場所もできるだけ一定であることが肝要だと筆者は考えている。

3）料金

　個人であってもグループであっても，スーパーバイジーがスーパーバイザーと継続的なスーパービジョンの契約をした際には，基本的にはスーパーバイジーが支払うべき料金が発生する。その金額については両者で話し合うべきものである。料金が介在することには意味がある。スーパーバイザーには責任が生じ，かつスーパーバイジーはスーパーバイザーに対する不必要な気遣いや遠慮から自由になり能動的に振る舞うことが可能となり，両者の間にオープンなコミュニケーションが成立しやすくなると言える。

4）スーパーバイジーは何を準備するのか

　新しいグループを立ち上げるにあたってスーパービジョンを始める場合もあれば，すでに継続しているグループの場合もあるだろう。初回にはスーパービジョンの構造，目的，目標を定めるために，①グループの概要（対象メンバー・スタッフ体制・グループ構造・目的），②グループが実践されている組織の特徴（グループを取り巻く環境），そして，一定の期間を経過しているグループであれば，③これまでのグループの経過の概要，について話し合うのが良いだろう。

二回目以降についてはいくつかの方法が考えられる。①前回から今回の間に行われたすべてのセッションの逐語録を持参する，②直近のセッションの逐語録とその間の経過の概要を持参する，③逐語録は準備せずに，スーパービジョンの場でスーパーバイジーが口頭で直近のセッションについて口頭で報告する，などである。③に関して中久喜（2001）は日本と米国のスーパービジョンの方法を比較して，米国ではスーパーバイジーが逐語録を準備して持ってくることはなく「グループの中で起こった現象（集団として，また各メンバーの動き）」「集団の中に展開されたテーマ」「治療者としてそれにどう対応したか」について要約的に報告していたことを述べている。関（2008）も，英国のグループ・アナリシスのトレーニングでは口頭で要約を報告してディスカッションした経験を紹介している。一方，松木（2010）は，精神分析臨床家の個人療法面接に関してではあるが，グループ・スーパービジョンに近い色合いの開催頻度の高い事例・症例検討会における面接経過の提示について，ほとんどすべてのセッションでクライエントが語ったことのみを断片的に羅列する提示は深い討論の素材とはなりえないし，クライエントと面接者の分析的やり取りや非言語的交流を含めた両者のダイナミックな交流が読めないとその問題点を指摘し，直近の1，2回のセッションの詳しい提示，つまり，クライエントの入室時から退室時までの言語的かつ非言語的やり取り，そして面接者の思いや反応を含めた提示を推奨している。中久喜（2001）は，要約的報告において留意すべき点として，主観的になり微細で重要な動きを見逃す危険性があることを挙げ，一方，詳細で客観的な報告を目指すと，グループとの自発的で自由な相互作用が困難になる懸念があることを指摘している。

　それぞれの提示方法の長所短所を考慮し，スーパーバイザーとスーパーバイジー両者が話し合って決める必要があるだろう。

4．グループ・スーパービジョン

　上述したように，JAGPグループサイコセラピスト認定規定では「個別のスーパービジョンによる指導」と「グループでのスーパービジョンによる指

導」を共に含めることが必要とされている。ただし，グループでのスーパービジョンと事例検討は明確に区別されていない。大森（2018）はグループ・スーパーヴィジョンの定義を「同一のスーパーヴァイザーと三，四人のメンバーで月に二，三回程度，それぞれ同一のケースを継続的に検討していくものであり，厳密な意味では"ケース検討グループ"とは性質を異にします」と限定しているが，特定の事例を継続して検討できる，クローズドに近いメンバーで構成される事例検討をグループ・スーパービジョンと明確に分けることは容易ではないように思われる。一方，1回限りの事例検討については異なる機能をもつ。本書の次項「4 事例検討」で，その醍醐味が記述されるであろう。

　近年，集団精神療法以外の精神療法のスーパービジョンにおいても，個別スーパービジョンに加えてグループ・スーパービジョンの意義に着目されることが増えてきている（小谷，2004；平木，2017；藤山・大森，2018；星野，2024；高橋，2024）。大森（2018）は継続的でクローズドなケース検討会グループに身を置くことの意味，そしてその魅力として表3の5点を挙げている。これらは，まるで集団精神療法のメンバーにもたらされる治療因子のようで興味深い。

　集団精神療法の豊かな指導経験を有する小谷（2004）が挙げる「グループ・スーパービジョンの固有因子」を参照しよう。これらは集団精神療法に限定されてはいない。むしろ，精神療法全般におけるグループ・スーパービジョンの意義が強調され，当時，日本においてはエコノミックで簡易なスーパービジョンの手法として始まったものの，心理力動的には高く評価されるものであることが指摘されている。固有効果として挙げられている8つを表4に示した。

　小谷はさらに「スーパービジョン機能をグループメンバー全員の脳をつないで拡充する」という説明を加えている。これは極めて集団療法的発想に基づくメタファーで刺激的である。

　英国で治療共同体のパイオニアの一人とされているジョーンズ（Jones, 1968／鈴木訳, 1976）は「治療共同体においては，集団スーパーヴィジョンが個人スーパーヴィジョンに全くとってかわり，このことがすべての人に

表 3　ケース検討会グループに身を置くことの意味，そしてその魅力

①	グループのメンバー同士が相互に影響し合い，学び合えること
②	第三者に開かれる体験をもつこと
③	グループダイナミクスを体験し，その中でケースへの理解が深められること
④	スーパーヴァイザーをめぐるメンバー間の同胞葛藤に身を置き，そこで感じ考えることで自身を成長させること
⑤	心理臨床家として横のつながりを作ること

大森（2018）より引用

とり豊かな学習体験へと導く」と述べている。治療共同体のみでなくスモール・グループ等においても，グループ・スーパービジョンは，スーパーバイジーがグループのダイナミックな動きの中でリアルな体験を得る有効な設定である。そしてスーパーバイザーには，グループサイコセラピストとしての技能をいかんなく発揮し，スーパービジョングループの安全を保ちつつ参加メンバーがオープンになりグループ全体の連想が活性化されるようなファシリテートが望まれるところである。

さらに付け加えるべきは，グループ・スーパービジョンにおいてはセッションの**シナリオ・ロールプレイ**[注3]が可能となることである。この手法は集団精神療法ならではの醍醐味である。

関（2008）は，自らの英国での体験を振り返り，スーパービジョングループで自由になることが，自分の臨床グループでも自由になるという**パラレル・プロセス**（parallel process）に言及している。パラレル・プロセスとは「ある特定のシステムAにおける関係，プロセス，そしてコミュニケーションのパターンが，他のシステムBにおける関係，プロセス，コミュニケーションのパターンと相似している，適合する，あるいは類似していると観察されること」（Wood, 2019, pp.53）である。このプロセスは個人療法のスーパービジョンにおいても，セラピストークライエント関係と，スーパーバイザーースー

注3）スーパーバイジーが準備した集団精神療法セッションの逐語録をもとに，グループ・スーパービジョンの参加メンバーがグループメンバーの役をとってシナリオを読んで再現するという事例検討の手法。

表4　グループ・スーパービジョンの固有効果

①	密室性からの脱却
②	同僚セラピストのモデリング
③	強力なホールディング機能
④	多重多次元分析機能の発達
⑤	間接学習
⑥	スーパービジョン技術の学び
⑦	多量多様事例からの学習
⑧	職業的アイデンティティの確立，保証，強化の学習

小谷（2004）より引用

パーバイジー関係の間でしばしば起こる現象として描写されるが，集団精神療法においてはグループ・スーパービジョンにおいてより活性化されることは自明であろう。

Ⅳ　スーパービジョンの倫理

1．スーパービジョン関係における倫理
1）契約

　スーパーバイザー，スーパーバイジー両者の間で，その目的を明確にして十分な合意をしておくことが肝要である。逆に，スーパービジョンにおいて「できないこと」「踏み込めないこと」の限界も両者で共有しそのバウンダリーを保つことにも留意しなければならない。例えば，スーパービジョンにおいては，スーパーバイジーの内的体験にふれることになる。スーパーバイジーの逆転移に言及することもあるが，それはあくまで個々のメンバーや全体としてのグループの理解に役立つ範囲で留め，スーパーバイジーの個人的問題としては扱わないようにする。もし，スーパーバイジーの個人的問題が集団精神療法実践に大きな影響を及ぼしていると考えられる場合は，セラピーあるいは訓練分析を勧め，スーパーバイザー自身がその役割を担うことは避けなければならない。これは，後に述べる多重関係の禁止と関係する。

2）守秘義務

　スーパービジョンの中でスーパーバイジーから提示された情報については，スーパーバイザーはスーパービジョン以外の場で公開してはならない。また，スーパーバイジーは，個々のメンバーの具体的な情報（例えば名前など）は匿名にする必要がある。集団精神療法の場合には，個人精神療法と比べてスーパーバイジーが所属する組織についての詳細な情報の共有が必要になる場合が多いので，その点の守秘にも十分に留意しなければならない。

3）多重関係

　多重関係の禁止はセラピスト－クライエント関係と共通するのではあるが，平木（2017, p.152）は「同業者の世界でスーパーヴァイザーとスーパーヴァイジーはスーパーヴィジョン関係以外の関係を持たないことは難しく，多重な役割関係を持たざるを得ないのが現実である」と述べている。スーパーバイザーとスーパーバイジーが同じ研究会／研修会で出会うことや，同一組織の中のシニアスタッフが後輩にスーパービジョンをするということもあるだろう。このような場合は，その多重な関係がスーパービジョンにどのような影響をもたらしているのかを両者が意識して，必要なときにはそのことを話し合える安全な関係性を維持することが大切であろう。ただし，セラピー関係同様，性的関係を持つことは決して認められないし，上述したように，スーパーバイザーがスーパーバイジーをセラピーすることは避けなければならない。

2．スーパーバイジーの倫理的問題への留意

　スーパーバイザーはスーパーバイジーがその臨床実践において倫理的問題に抵触していないかについて常に留意しておく必要があるし，その懸念を察知した時には未然に防ぐべく十分な指導を行わなければならない。

V　まとめ——スーパービジョンはどう役に立つのか

　筆者が自分の担当グループを初めて事例検討会で報告したのは遥か昔のこ

とであるが，臨床現場の中で自分が抱えている不全感がいかに担当グループに影響を与えており，かつグループと筆者の心理的距離が取れていないことを指摘される痛みを伴う体験だった。しかし，その痛みが原動力になり，その後，継続的な個人スーパービジョンを始めることにつながった。スーパービジョンでは，そのプロセスやスーパーバイザーの存在自体が筆者が担当するグループの風通しを良くし，筆者はグループを冷静に見つめる落ち着きを取り戻した（古賀，2005）。スーパービジョンにおけるスーパーバイジーとそのグループを支える機能が果たす役割は大きい。

　中久喜（2001）は，自分が受けたスーパービジョンを通して，自分がグループの流れを読み取り，その流れに自分の心を委ねつつ，しかも客観的にそれを観察する力が得られ，それに伴って患者間の相互作用が活発になった体験を振り返っている。関（2008）が指摘するのは，スーパーバイザーの援助においては基本的技法を教えるだけでなくスーパーバイジー独自のスタイルを確立させることが重視されるという視点である。

　セラピーがクライエントの可能性を広げるように，スーパービジョンはスーパーバイジーの可能性を広げる。個々のセラピーの過程が唯一無二であるように，個々のスーパービジョンの過程も唯一無二で貴重な営みである。自分の実践がクライエントにより役立つようになることを願う人は，是非スーパービジョンに踏み出して欲しい。そして更には，集団精神療法を必要としている人がこのアプローチにより適切かつ容易にアクセスできるように，次の世代を育てる役割を担って欲しい。

文献

相田信男（2003）スーパーバイザー会議（2003年4月13日／第20回大会会期中）の報告．集団精神療法，19(2)：183-184.
Einhorn S（2019）Reflective Practice Groups : A Hall of Mirrors. In Novakovic A & Vincent D（Eds.）Group Analysis : Working with Staff, Teams and Organizations. pp.141-149. Routledge.
藤山直樹監修／大森智恵編著（2018）心理療法のポイント―ケース検討会グループから学ぶ．創元社．
平木典子（2017）増補改訂 心理臨床スーパーヴィジョン―学派を超えた統合モデル．金

剛出版．
星野修一（2024）精神分析的心理療法におけるスーパーヴィジョン．（高橋靖恵・西見奈子編）心理臨床に生きるスーパーヴィジョン—その発展と実践．pp.54-70．日本評論社．
岩崎徹也（2000）精神療法の訓練—若手精神科医養成の場において．精神療法，26(2)；130-134.
Jones M（1968）Beyond the Therapeutic Community：Social Learning and Social Psychiatry. Yale University Press.（鈴木純一訳（1976）治療共同体を超えて—社会精神医学の臨床．p.93．岩崎学術出版社）
古賀恵里子（2005）長期入院患者のグループにおけるリーダー交代—存続と変化の狭間で．集団精神療法，21(1)；46-53.
小谷英文（2004）グループ・スーパービジョンの意義．臨床心理学，4(4)；497-504.
Main T（1967／2001）Knowledge, Learning, and Freedom from Thought. In Day L & Pringle P（Eds.）Reflective Enquiry into Therapeutic Institutions. pp.1-22. Karnac.
松木邦裕（2010）精神分析臨床家の流儀．金剛出版．
三川俊樹（2021）スーパービジョンとメンタリングの構造に関する一考察．追手門学院大学心理学部紀要，15；19-32.
中久喜雅文（2001）日米両国に於ける集団精神療法の臨床とスーパービジョンの体験を通して．集団精神療法，17(1)；15-18.
日本集団精神療法学会教育研修委員会（2019）教育研修システム要項．集団精神療法，35(1)；117-122.
西見奈子（2024）日本の臨床心理学におけるスーパーヴィジョンの始まり—精神分析を中心に．（高橋靖恵・西見奈子編）心理臨床に生きるスーパーヴィジョン—その発展と実践．pp.161-177．日本評論社．
野島一彦（2009）グループの学び方．臨床心理学，9(6)；719-723.
岡島美朗（2017）集団精神療法の研修—その minimum requirement について．精神療法，43(5)；641-644.
関百合（2008）グループアナリシスのスーパーヴィジョン体験—継続的なスーパーヴィジョンの意義．集団精神療法，24(2)；163-166.
関百合（2023）グループ・アナリシス—パラダイム・チェンジの技法．精神療法，増刊第10号；40-46.
高橋哲郎（2015）研修・体験グループと臨床治療グループの断絶とつながり．集団精神療法，31(2)；130-140.
高橋靖恵（2024）心理臨床スーパーヴィジョンの展開と課題．（高橋靖恵・西見奈子編）心理臨床に生きるスーパーヴィジョン—その発展と実践．pp.201-219．日本評論社．
高橋靖恵・西見奈子編（2024）心理臨床に生きるスーパーヴィジョン—その発展と実践．日本評論社．
Wood D（2019）Complex Reflections：Notes on 'Parallel Process' and The Group Matrix in Group Analytic Organizational Consultancy. In Thornton C（Ed.）The Art and Science of Working Together. pp.53-63. Routledge.

第3章 グループの研修

4 事例検討

菅 武史

I はじめに

　ある特定の事例（ケース）を取り上げ，それを分析・検討することを通じて何らかの知見を得ようとする手法は，社会科学をはじめとしたさまざまな分野で広く活用されており，一般的には「ケーススタディ（case study）」もしくはその日本語訳である「事例研究」と呼ばれている。「事例研究」は本節のテーマである「事例検討」と混同されやすいが，前者が複数の事例を通して他の事例にも普遍化できる一般的法則性を見出す研究であるのに対して，後者は取り上げた一つの事例についての理解や対応を考える実践を目的にした検討であるという違いがある。

　医療，教育，福祉など対人援助の分野でも日常業務の中で個別の事例を取り上げ，「事例検討」「ケース検討」「症例検討」「ケースカンファレンス」「ケース会議」などの呼び名で検討する機会がもたれており，それらの分野での実践活動をより効果的かつ効率的なものにする目的でこの方法が活用されている。

　「事例検討」という言葉そのものも，「事例を分析・検討することを通じて実践に役立つ知見を得ようとする方法論」と「その方法論を実施する機会」の区別が曖昧なまま用いられることが少なからずあるように思う。実際に，一般社団法人日本集団精神療法学会（以下，JAGP）の「教育研修システム要項」では学会で認定するグループサイコセラピストの研修要件として「事

例検討」を規定時間以上体験することを求めているが，これは「事例検討の機会」を一定時間体験することを指している。本稿では読者の混乱を避けるため，事例を分析・検討して何らかの知見を得る方法を「事例検討」とし，その方法を用いて実施される機会は「事例検討の機会」「事例検討会」と表記するなどして，これらを区別できるようにしたい。

　事例検討の機会としては，誌上症例検討などと題して書籍や学術雑誌上で事例の検討が行われる場合もあるが，対人援助の分野で一般的な事例検討の機会は対面で行われるものであり，その場は事例を提供する者をはじめ複数の参加者により構成されているのが特徴であると言えよう。事例を検討する機会の呼び名に明確な決まりはないが，例えば医療施設では日常業務の中で「ケースカンファレンス」「症例検討会」を開いていることが多く，教育・福祉の領域でも「ケース会議」が日常的に開催されている。これらの日常的に業務の中で開催される事例検討の機会は，そこで取り上げられる事例に直接的・間接的に関わる援助者を主な参加者として構成され，事例提供者および参加者の教育や研修の意味合いが含まれることがあるにしても，主な目的は提供された事例に関する知識と理解を深めながら共有していくことや，援助者あるいは援助チームがより効果的かつ効率的に事例に関われるよう役割分担を整理することにある。

　本稿でこれから扱っていく「事例検討」とは，前述のような日常的に業務の中で開かれる事例検討の方法や機会よりは，事例提供者および参加者の専門的技能の向上を主な目的とする事例検討の方法や，それを用いて行われる研修の機会に主軸を置いている。ここでは，事例検討をする機会の実践に当たって押さえておきたい意義やポイントについて，JAGP の「教育研修システム」の構築と整備で培ってきた事例検討の機会に対する理念も踏まえて述べていきたい。

　ただし，専門的技能の向上を主な目的とする事例検討の方法や，それを用いて行われる研修の機会に主軸を置くとは言え，事例を検討するために構造化された集団という意味において，日常業務の中で開催されるケースカンファレンスやケース会議などと研修のために構造化された事例検討会に共通

する部分は決して少なくない。事例提供者や参加者の専門的技能の向上を目的とした事例検討の方法やそれを用いて構造化された事例検討会に興味関心がない読者にとっても，自身の日常業務で行われている事例検討の機会を振り返る際に役立つ部分があることを願っている。

II 事例検討とその意義

1．事例検討とは何か

　事例検討に明確な定義があるわけではないが，ある特定の事例を取り上げ，その背景や経過を分析・検討することで，専門的な実践に役立つ知見を得ようとする手法のことであると大まかには定義できよう。事例検討の機会は事例提供者および参加者で構成され，事例提供者も含めた参加者の研修を主な目的とする場合は，スーパーバイザーやコメンテーターなど指導的な立場の人が参加することが多い。ここで注目したいのは，事例検討の機会には様々な呼び方があるにしろ，グループの場で行われるものであるということである。事例検討の機会は複数のメンバーにより構成され，グループ内でのメンバー同士のやりとり（相互作用）を事例の理解や関わり方の改善，専門的技能の向上に役立てることを目的としている。日常業務の中の事例検討会では，事例に関わる専門職チームにより構成され，チームの構成員同士の連携強化に活用することも目的になっている。

　ところで，自分が事例検討会で事例を提供することを思い浮かべた場合，不安や緊張を感じずにいられる人がどのくらいいるだろうか。過去の事例検討会で事例提供者になり少なからず傷ついた体験がある読者がほとんどだろう。事例検討法の一つとしてPCAGIP法を開発した村山（2012）はその開発の背景の一つとして日本心理臨床学会における事例検討プログラムについて次のように語っている。

　「学会での事例研究発表の場が，コメンターとなった一部の偉い心理臨床家が，養成訓練という視点を忘れて自分の優秀さを示す場になっていることがある。筆者の研究室の院生も傷ついて，筆者はそのフォローに腐心したこ

とがあるが,似たような話はいろいろなところから漏れ聞いている。これは,ボクシングにたとえて言えば,重量の階級がまったく違うボクサーが戦うようなものである。つまり,まだ駆け出しのフライ級のボクサーを,ヘビー級の経験豊かなボクサーが,学会というリングでノックアウトしては喜んでいるようなことであろう」。

　これは極端な例であるにしても,事例検討の機会がその場に参加するメンバーの相互作用によって,事例の理解を深め専門的技能を向上させるという目的から外れる危険性を孕んでいるのは事実である。事例提供者を例に挙げたが,事例検討会に参加者として加わった場合に事例提供者だけでなく,スーパーバイザーやコメンテーター,司会者,さらにはその事例検討会そのものに何らかの陰性感情を抱くことは決して珍しいことではない。

　事例検討会というグループ構造の中には,検討素材として提供された事例という形で情緒的な刺激が内包されている。事例検討会で報告された事例に共感して悲しみや寂しさ,苦しさ怒りといった感情を覚えることは誰もが経験することだろう。さらに,情緒的な刺激は提供された事例にのみもたらされるわけではなく,事例検討会の目的や構造といった場の設定にも含まれているものである。例えば,医療施設でのケースカンファレンスでは医師,看護師のみならず少なからぬ複数種のコメディカルスタッフが座を囲むことになり,当然ながらそれぞれの経験年数や職業的専門性には違いがある。そこに参加するメンバーの心中に「偉い先生や先輩の前で下手なことは言えない」「この場でこんなことを言ったら的外れかもしれない」といった不安が渦巻いている様子は容易に想像できるだろう。

　先の村山のエピソードはそもそも事例検討会の外にあった,学派間の葛藤が事例検討の場に持ち込まれたケースとしても理解できるし,コメンテーターの個人的な心理的葛藤が事例検討の場で表現されたとも考えられる。事例検討の場に内包されるさまざまな情緒的刺激はそこに参加するメンバーの一人ひとりの個人的な心理的葛藤を刺激することにもつながる。いずれにしても,事例検討会に参加するメンバーはさまざまな内外の情緒的刺激を受けながら事例を検討するグループプロセスを体験することになる。提供された

事例が葛藤や情緒的な混乱を含んでいればいるほど，事例検討会の目的や構造が曖昧であればあるほど，その葛藤や情緒的な混乱は事例検討のグループに投げ込まれて活性化され，そこに参加する誰もが事例検討会の場でそれらの葛藤や情緒的な混乱を怒りや不安などの陰性感情として体験する。これらの陰性感情が事例検討会のグループプロセスにも影響を与え，事例検討会を専門的技能の向上という目的を失わせ，不快な場に変容させてしまうのである。

　心理力動的な視点を重視しない事例検討の機会では，このような参加メンバー個人に生じる心理的な動揺や，グループとしての事例検討会で生じている集団力動が置き去りにされることも珍しくない。しかし，事例検討会で何らかの陰性感情を抱くこと自体は決して悪いことではなく，むしろ事例やその場のグループプロセスをより深く理解するための大事な素材であるという視点をもつことは大変重要なことである。大切なことは，陰性感情も含めその場で感じ考えたことを率直に表現することが事例検討会をより実り豊かにするという認識をメンバー全員で共有し，さまざまな言葉を安心かつ安全にやりとりできる場として事例検討会が機能するよう工夫や配慮をすることにある。

2．スーパービジョンとの違い

　事例検討の他に，ある事例を取り上げてその事例の分析を通じて専門的技能の向上を図る方法の一つにスーパービジョンがある。スーパービジョンとは，指導する側であるスーパーバイザーが，指導を受ける側であるスーパーバイジーを教えるという，対人援助のトレーニング方法である。一回だけで終わるスーパービジョンもあるが，一つの事例について継続的に一人のスーパーバイザーから指導を受ける形で進められるのが一般的である。スーパーバイザーとスーパーバイジーが一対一でスーパービジョンを行うこともあれば，複数のスーパーバイジーがスーパーバイザーを囲むグループ・スーパービジョンの形を取ることもあるが，いずれにしても専門職としての経験を積んだ者が経験の浅い者を指導する形のトレーニングである。一つの専門的な

技法や理論を比較的濃密な関係性の中で学ぶことができるという利点がある一方で，指導するという性格が強いため教える人と教わる人という一方向的な関係性になりやすい側面があることも踏まえておきたい。

　研修を目的とした事例検討会でも指導的役割を期待してスーパーバイザーを置くことは珍しくなく，グループ・スーパービジョンとスーパーバイザーがいる事例検討会を明確に区別することは困難である。JAGPの教育研修システムでもグループサイコセラピストの研修要件に「事例検討」を挙げていながら「事例検討には個別のスーパービジョンによる指導と，グループでのスーパービジョンによる指導を共に含めるものとする。」としか記述がなく，グループ・スーパービジョンとスーパーバイザーがいる事例検討会の区別はない。しかしながら，JAGPの年次学術大会や教育研修委員会主催研修会では事例検討を行うプログラムのタイトルとして「事例検討」を用いるのが通例で，「グループ・スーパービジョン」とは暗黙の使い分けがなされている。学会や研修会での事例検討プログラムは一つの事例に対する継続的な事例検討の機会ではなく一回で完結するため，「グループ・スーパービジョン」ではなく「事例検討」と題したのかもしれないが，その真偽は定かではない。個人的にはJAGPの教育研修システムにおいては相互研修が重視されており，「事例検討」がスーパーバイザーから一方的に指導を受ける場になることなく，そこに参加するメンバー全員の相互作用により，事例に対する理解を深めると共に専門的な知識や技能を，事例提供者や参加者だけでなくスーパーバイザーも向上させることができるように，との先達の願いが込められていると考えている。

III　事例検討の具体的な進め方

1．一般的な事例検討の機会の構造と押さえておきたいポイント

　事例検討会を実際に開催する場合は，そこで素材として取り上げられる事例，その目的，参加者の顔ぶれなどに応じて構造が設定されるものである。段階も踏まえると，次の押さえておきたいポイントが挙げられる。

【開催前のポイント】
①事例検討会の目的
②事例の選択
③参加者の構成と参加対象者
④開催の方法と構造
【事例検討会の進行内容】
⑤事例提示
⑥事例に関する情報の共有確認
⑦ディスカッション

1）事例検討会の目的

　事例検討会を開催する場合，専門的技能の向上を目的にすることもあれば，事例に関する実際の対応を整理・検討したり方針を共有したりすることを目的にする場合もある。研修のための事例検討の機会であれ日常業務の中で行われる事例検討の場であれ，両者はある程度混在しているものだが，何を目的にその場が設定されているかを明確にしておくことは無用な混乱を避けるためにも必要なことである。

2）事例の選択

　誰がどの事例を事例検討会に提供するのかということは，事例検討会の成否にも大きく関わってくることである。事例検討会に事例を提供することが事例提供者に不安や緊張を抱かせることにつながるのは先に述べた通りである。事例提供を募集したり誰かに依頼したりする際には，事例検討会の目的，方法，参加者の構成を丁寧に説明するなど，事例提供者の不安をできるだけ事前に和らげておく工夫が必要になる。同時に，提供される事例が事例検討会の目的に適うものであることを事前に確認しておくことも大事な作業である。

3）参加者の構成と参加対象者

　事例検討会に誰がどのような役割で参加するのかというのは重要なポイン

トである。事例提供者が必要なことは言うまでもないが，スーパーバイザーやコメンテーターなどの指導的役割を担う人を置くのか置かないのか，司会進行を誰がするのか，といった役割の分担を事前に明確にしておく必要がある。事例提供者，スーパーバイザーやコメンテーター，司会者の間に職種やよって立つ理論的な背景に違いがあるかどうか，ある場合にそれを乗り越えて事例を検討する作業が可能であるかを見極めることは事例検討会の行方を大きく左右する。特に役割を担わない，いわゆる一般の参加者についてもその参加資格は決められていることがほとんどだろう。研修目的の事例検討会であれば研究会や学会など主催団体の会員になるかもしれないし，日常業務の中で行われる事例検討の機会であれば施設内や連携機関の事例に関係する職員といった具合である。参加者同士の専門性や日ごろの関係性が近いほど共通言語は多くなるが，それらが遠い参加者がいる場合は事例検討を進める際に配慮が必要になる。事例検討の場で他者とつながる要素が少ないメンバーは，それだけで事例検討の場から孤立しやすくその存在を放置することが事例検討会全体の安心感を損ねる可能性を高めるからである。

4）開催の方法と構造

　事例検討会と言えば対面で開催するのがこれまでの常識であったが，コロナ禍以降はオンラインで開催される事例検討会や対面とオンラインのハイブリッドで開催される事例検討会が日常的に開催されるようになった。オンラインで事例検討会が開催されるようになったことで参加者にとっては，物理的な距離の移動や育児・介護といった家庭的要因などの制約を超えて事例検討に参加しやすくなったことは大きな利点である。オンラインもしくは対面とオンラインのハイブリッドで行われる事例検討会は事例検討の方法としても有効であるが，画面越しの限られた視覚情報と音声のみのコミュニケーションであるがゆえに扱いにくくなっている／扱えなくなっている要素があることも否めない。事例検討会の目的と参加対象者により適切な方法を選択したい。

　事例検討会が全体で何分であり，どのような進行内容とスケジュールであ

るのかを事前に共有しておくことも必要である。全体の時間枠は事例検討会の目的などに左右されるが，研修目的の事例検討会であれば2～3時間，日常業務の中で行われる事例検討の機会であれば1時間前後で設定されることが多いのではないだろうか。全体の時間枠が曖昧な状況では終了を気にして発言に躊躇することもあれば，終わりが見えないことへのいらだちが事例提供者や事例提供の場に対する陰性感情をより強めることにもつながる。事例検討会の進行内容の具体については次項以降で述べるが，事例提供からはじまって事例検討をどのような方法を用い，どのようなスケジュールで行うかを，事例検討会の目的と参加者に合わせて吟味し，事例検討会を始める前に参加者へアナウンスしておくのである。行き先や到着時刻，途中停車駅が分からないまま参加者を事例検討会という名の列車に乗せないようにしたいものである。

5）事例提示

　講義と事例検討会を組み合わせた研修機会の場合は講師による講義から研修がはじまることもあるが，ほとんどの事例検討会は事例提供者による事例の提示から始まる。医療領域における個人事例を例に挙げれば，性別，年齢，主訴，診断名，現病歴，生育史，家族歴などといった個人に関する基本情報が報告された後に，事例提供者による対人援助の関わりの経過が報告されるというのが一般的な個人事例の提示の流れになろう。グループを用いた対人援助の事例が提示される場合にはこれとはいささか趣が異なっている。事例提供者が実践しているグループ事例の目的や方法および構造，グループ事例の対象となったメンバーやスタッフなどの構成，グループ事例を実践している環境，といったグループ事例に関する基本情報が最初に報告されるのは個人事例と大差はない。その後，個人事例と同様にグループ事例の一定期間の経過が報告されることもあるが，そのグループ事例の一回もしくは数回のセッションや，あるエピソードのみが事例提供者に選ばれて詳細に報告されることも珍しくない。個人事例の提示でも事例検討会の目的によっては経過報告の段階で特定のセッションやエピソードに焦点を当てることもあるが，グループ事例を検討する場合は部分から全体を理解しようとすることが広く

行われている点が特徴的である。
　事例検討の機会の多くは事例提供者により実際の事例が提示されるが，参加者の教育研修を目的とした事例検討会では，架空の事例を基に事例検討を行うこともある。架空事例の場合は事例提供者や参加者が事例検討の過程で事例に足りない情報を想像しながら補っていくことになるが，足りない部分を事例検討会に参加するメンバー同士が知識や経験，想像力を総動員して埋めていく作業そのものが新たな視点や理解をもたらす。

6）事例に関する情報の共有確認
　事例を詳細に検討する前に，事例検討会のメンバー同士で事例の特徴や背景を十分に共有できているかを確認しておく作業が，その後の検討会の行方を左右する。先に述べたように参加者同士の専門性や日ごろの関係性が近ければ，事例提供者により事例の基本情報が報告された時点で簡単に質疑応答をすることで，事例を詳細に検討していくことが可能かもしれない。しかし，初学者や日ごろの関係性が薄い参加者の場合，些細なところに引っかかり先に進めなくなってしまうことがある。ある事例検討会で事例提供者が「患者が"ふじさん"へ買い物に行きたいと訴えた」と報告したことがあり，統合失調症の患者が誇大的な妄想に支配でもされて富士山へ買い物に行きたいと訴えたのかと想像したが，その後の流れがどうにも噛み合わずに閉口したことがある。事例検討会の場でその違和感を口に出来ず，後で顔見知りの参加者にこっそり尋ねたところ"ふじさん"とは「富士山」ではなくローカルスーパーの「藤三」のことであり，患者の訴えは妄想どころかいたって現実的なものだったのである。笑い話のようなエピソードではあるが，固有名詞や方言は生活文化が違えば通じないのは当然のことであり，一方で見過ごされやすいことでもある。専門用語も同じであり，初学者にとってはもちろん経験を積んでいても専門違いの言葉であればなおのこと，分からないからとは言えないものである。事例の特徴や背景，経過には固有名詞や方言が出てきやすいものであるし，援助者の関わりや考え方には専門用語が含まれるのも当然である。だからこそ，言葉の意味が共有できない参加者がいることを念頭

に，事例の特徴や背景，経過や援助者による関わり方を参加者全員で共有できているかを確認する時間が必要になる。確認する時間を確保すると共に，些末なことでも忌憚なく発言できる雰囲気を作ることも大切である。

7）ディスカッション

事例提供者による事例提示と参加者との情報共有が終われば事例を具体的に分析，検討する作業に入ることになる。この部分は事例検討会によってありようが大きく異なる部分でもある。参加者全員によるフリーディスカッションを行うこともあれば，参加者をいくつかの小グループに分けてディスカッションを行い最後に全体でシェアリングを行うこともある。ディスカッションの際にワークシートやホワイトボードなどの道具を用いることもある。また，ディスカッションの際にあらかじめルールを設けることもある。例えば，先に名前を挙げた事例検討法の一つとして開発された PCAGIP 法では司会役であるファシリテーターにより事例検討が進められ「事例提供者のやり方を絶対『批判しない』」ことが強調される。事例提供後に参加者全員が事例提供者に一問ずつ尋ねることが求められ質問と反応はホワイトボードに書かれて可視化される。全員の質問が出そろったところでファシリテーターが事例提供者と事例を巡る状況について共有事実や状況を整理する。

事例検討会の参加者が不安や緊張を抱きやすくディスカッションが萎縮しやすいことや，事例提供者が傷つけられやすいことは体験的によく知られており，そうならないためのさまざまな工夫がなされている。宮口（2022）はその著書の中でさまざまな職種のケース検討会に使えるモデルとして，事前準備物から会場設定図，事前資料のまとめ方などを例示し，検討会の全体の流れも5ステップを設定した上で各ステップでのやりとりのポイントをまとめている。ディスカッションのテーマをあらかじめ決めたり小グループでのディスカッションを活用したりするなどしてより細かく構造化したり，道具を用いたりすることは事例検討会全体の不安や緊張を和らげることにつながり，日常業務の中で事例検討の機会を持つ場合には有効な方法である。一方で，ディスカッションを構造化すればするほど，テーマから外れるものは触

れにくくなり，事例検討会のまさに「今ここ」の場で体験されていることの多くは置き去りにされてしまう。陰性感情も含めその場で感じ考えたことを率直に表現することが事例検討会をより実り豊かなものにすることは先に述べた通りである。

2．JAGP学術大会，研修会における事例検討プログラム
1）事例検討プログラムの特徴

JAGPの学術大会や教育研修委員会主催の研修会では事例検討プログラムが設定されることが慣例になっている。これはJAGPが認定するグループサイコセラピストやスーパーバイザーの認定応募要件として事例検討プログラムへの参加や事例提供者もしくはスーパーバイザーの役割を取ることが規定されているためでもある。認定グループサイコセラピストおよび認定スーパーバイザーの事例検討プログラムに関する要件は以下の通りである。

JAGP教育研修システムグループサイコセラピスト認定規定

第2条（各論）1．

b）事例検討及び講義

①キャンディデイトは，教育研修委員会主催またはスーパーバイザーの責任で実施された事例検討及び講義を受けなければならない。(以下略)

②事例検討には個別のスーパービジョンによる指導と，グループでのスーパービジョンによる指導を共に含めるものとする。講義の時間数は，認定スーパーバイザーが責任をもって指導した，"グループ体験や事例検討等を含む研修での講義"を加算対象とする。座学のみの講義研修は対象外とする。

③キャンディデイトは特定のスーパーバイザーからの指導に偏ることなく，複数のスーパーバイザーから指導を受けなければならない。また，その中の1名を主たるスーパーバイザーと定め，キャンディデイトが自らコンダクター（もしくは，治療者，リーダー，など）を務めたグループ経験について，一定期間に亘って指導を受けなければならない。

> **JAGP 教育研修システムスーパーバイザー認定規定**
> 第2条（各論）1．
> b）年次学術大会・研修会，論文などにおける発表
> ③本会のグループサイコセラピスト認定後，スーパーバイザー認定を申請する日までの間に教育研修委員会が主催する研修会，あるいは本会の認める研修会での事例検討プログラムにおける事例発表体験が2回以上あること。
> d）教育研修委員会が主催する研修会でのスーパーバイザー体験
> 　本会のグループサイコセラピスト認定後，スーパーバイザー認定を申請する日までの間に教育研修委員会が主催する研修会におけるスーパーバイザーの体験が1回以上あること。

　注目すべきポイントはいくつかあるが，一つはグループサイコセラピストの認定において複数のスーパーバイザーから指導を受けなければならないと明記している点である。同時に複数のスーパーバイザーの中から1名を主たるスーパーバイザーと定める必要がある。一人のスーパーバイザーから継続的に自らが携わっている事例について指導を受けることに加え，複数のスーパーバイザーから指導を受けることを要件にしていることである。これはスーパーバイザーがスーパーバイジーにとって権威となりインスティテューショナリズムに陥ることを防ぐ目的がある。グループを学び実践することは多様な価値観を受け入れる器を広げていくことでもあり，一人のスーパーバイザーからの教えを金科玉条としてはならないのである。

　二つ目のポイントは，個別のスーパービジョンによる指導とグループでのスーパービジョンがいずれも事例検討に含まれるということである。ここでいうグループでのスーパービジョンに学術大会や教育研修委員会主催研修会での事例検討プログラムも含まれている。認定グループサイコセラピストになることを目指してキャンディデイト（グループサイコセラピストの認定を受けるため教育研修システムに登録した者をこう呼ぶ）登録をしても身近にスーパーバイザーが見つからず事例検討の要件を満たすことが難しい場合

に，事例検討プログラムへの参加や事例提供を活用することができる。

　三つ目のポイントは，認定スーパーバイザーを目指す際に事例検討プログラムで事例発表体験が2回以上必要であることに加え，教育研修委員会主催の事例検討プログラムでのスーパーバイザー体験が求められることである。認定スーパーバイザーはキャンディデイトやグループサイコセラピストを教育するだけでなく，学術大会や教育研修委員会主催研修会の事例検討プログラムで役割を担う義務があると教育研修システムでは定めている。

　事例検討プログラムの事例は一般会員が事例提供者になることもあるが，教育研修システムの規定もありキャンディデイト，認定グループサイコセラピストがそれぞれ教育研修システムの認定要件を満たすために事例提供者になることが多いだけでなく，司会者やスーパーバイザーの役割をキャンディデイトや認定グループサイコセラピストが担うこともある。この場合，事例検討プログラムの場に自分よりも経験豊富な認定スーパーバイザーが一参加者として参加することになる。これは慣れない司会者やスーパーバイザーの役割を取るキャンディデイトや認定グループサイコセラピストをサポートし，事例検討プログラムの質を担保するための工夫であるが，司会者やスーパーバイザーの役割を担うキャンディデイトや認定グループサイコセラピストにとっては心理的負担になり得る構造でもある。役割を担いつつ心理的負担を乗り越える作業は決して容易ではないが，指導する立場と指導される立場を同時に体験することは，将来的に指導する立場になった際に指導される側の立場を慮る上で必ず活かされるであろう。

　以上のように学術大会，教育研修委員会主催研修会における事例検討プログラムは教育研修システムの規定があってその構造が設定されている側面が大いにあるが，学術大会の事例検討プログラムは参加資格が限られておらず，一般の参加者にも門戸は開かれていることも述べておきたい。

2）事例提供の方法と提供事例の選択について

　JAGPにおける事例検討プログラムに限らず，事例検討会でグループを用いた事例を提供する場合，シナリオロールプレイと呼ばれる方法が用いられ

ることが多い。これは，1回のグループセッションを録画または録音したデータからそのセッションのやりとりをシナリオ化し，事例検討会の場でシナリオを元に事例検討会の参加者が事例グループのメンバーやスタッフになり事例として提示されたセッションを再現する方法である。シナリオロールプレイを用いることで事例検討会の参加者は事例グループのメンバーやスタッフのグループ体験を追体験することができ，事例に対する理解を体験的に深めることが可能になる。シナリオロールプレイを行う際，事例検討会の参加者がシナリオの登場人物より多い場合，配役からあぶれる参加者が出てくることになる。配役にあぶれた参加者はシナリオロールプレイを外から眺める立場になり，事例グループの再演を外から観察したことをフィードバックすることになる。これをフィッシュボール（金魚鉢）形式と呼ぶが，この形式を用いることでグループの内と外での体験を検討する事ができ，より多面的にグループを学ぶことが可能になる。

　グループ事例を事例検討会で事例として提供する際にシナリオロールプレイを用いることは，事例提供の方法として有益であるがあくまで方法の一つであり，シナリオを作成できない事例が事例検討会の検討素材としてふさわしくないとは言えない。シナリオを作成するためにはグループセッションを録画もしくは録音することや，グループを事例検討会に事例として提供することの同意を得る必要がある。これができない臨床実践の場も当然存在しており，そこには事例グループのメンバーの特性やスタッフ同士の関係，事例グループを実践している環境など，事例の特異性が関わっていることも多い。シナリオロールプレイの方法を用いなくても，その事例グループの特異性を整理することや特異性が生み出された背景を探ることが，事例グループの理解に通じるだろう。

Ⅳ　事例検討会での作業

　ここでは主にJAGPの学術大会や教育研修委員会主催研修会における事例検討プログラムをはじめとしたグループの事例を扱う研修を目的とした事

例検討会を念頭に置き，事例検討会での役割別の仕事を中心に事例検討会で行われている作業を概観したい。

1．事例提供者の仕事

　自分の事例を発表するのは不安と緊張がつきまとうものであり，事例提供者の一番大きな仕事は事例検討会で事例提供の役割を引き受けることにあると言っても良いだろう（余談になるが，事例検討会に事例提供者がいることは事例検討会の参加者にとっては当たり前のことだが，そこに至るまでに事例検討会の主催者が事例提供者を確保するために人脈を駆使したり，事例提供者が発表の不安を乗り越え大きな決断をしたりしたということに思いを巡らせつつ参加したいものである）。事例提供者の次の仕事は，事例検討会の目的を意識しつつ提供する素材をまとめることになる。事例提供の方法としてはシナリオロールプレイにこだわることはなく，自分が発表しやすい方法を取れば良いのである。その際に，事例検討会で検討してもらいたいテーマを明確にすることができれば，事例検討会の参加者もそれに沿って質問したりコメントしたりしやすくなる。

　事例検討会で事例提供を行う際は，事例にまつわる自身の感情の動きを率直に表現することも重要である。1回のセッションの中でもその場で起きるメンバー間の相互作用により感情は揺れ動くものであり，経過が長くなればグループ外のさまざまな要因の影響を受けることもあるが，いずれにしても事例提供者の感情の動きは事例への理解を深めるための重要な素材である。事例検討会に事例を提供することと同様に，事例検討会の場で自身の感情の動きを開示することも緊張や不安を伴うが，事例提供者が防衛的になり自己表現をためらうことが参加者の緊張や不安を高めることにつながってしまうものである。事例検討会の場をより豊かなものにするために事例提供者が最後にできる仕事は，事例検討会の場で生じたものも含め率直に自身の感情を表現することであり，それが実現できれば事例検討会の場で起きているグループプロセスも含めて事例グループをより多面的に理解することにつながるだろう。

2．司会やスーパーバイザーの仕事

　事例検討会には司会やスーパーバイザーの役割を担う人がいる（スーパーバイザーは事例検討会によってはファシリテーターやコメンテーターと呼ぶこともあるが，ここでは事例検討会で指導的な役割を担う人を区別せずスーパーバイザーとする）。スーパーバイザーが事例検討会の司会役を兼ねることもあるが，JAGPの事例検討プログラムでは司会者とスーパーバイザーを分けている。スーパーバイザーが司会役を兼ねることを全面的に否定するわけではないが，その際は，一人に役割が集中することでその人物がより権威化する可能性があることは意識しておきたい。

　司会者の仕事は事例検討会の目的と構造を明確にし，それを守ることにある。事例検討会の構造を守ることには，定刻に始め終了時間が来たら終わることや，会場を事例提供の場としてできるだけふさわしい環境に整えることも含まれる。事例検討会の主催者から司会者の役割を頼まれる場合もあるが，司会者の役割を引き受けて事例検討会が始まれば事例検討会を円滑に進めていくのは司会者の仕事になると心得ておきたい。仮に頼まれ仕事であると考えていることが言外にでも参加者に伝われば，事例検討会の安心感が即座に損なわれることは言うまでもない。

　一般的なスーパービジョンにおけるスーパーバイザーの仕事は専門職としての経験を積んだ立場から経験の浅い者を指導することにある。しかし，事例検討会におけるスーパーバイザーの仕事においては指導しすぎないよう心がけることも含まれると考えている。事例検討会においてスーパーバイザーの指導力が発揮されすぎることは，事例検討会の参加者の依存を生み出すことにつながり，当初の目的から事例検討グループを遠ざけることになる。あくまで，事例発表の「今ここ」の場で何が起きているかに留意しつつ，事例検討会で生じているさまざまな情緒的体験と事例との関係性について理解が深まる介入を心がけるのが事例検討会におけるスーパーバイザーの仕事である。司会者とスーパーバイザーは集団療法におけるコンダクターとコ・コンダクターになぞらえることもでき，事例検討会の場に事例提供者や参加者が安心して参加できるよう環境や相互作用を調整する役割を担っているとも言えよう。

V　倫理上の留意点

　事例提供者に必要な倫理的配慮として，手始めにJAGPの「研究倫理ガイドライン」および「研究倫理に関するQ&A」に目を通していただきたい。研究倫理ガイドラインの適用範囲は「集団精神療法にかかわる研究を実施，および公表する場合であり，公表にあたって個人が特定される可能性のあるデータが含まれる場合である」と定められているが，学術大会および研修会等において提示される実践事例の場合も，その基本原則はもとより個人情報保護法に基づく対応を求めている。プライバシー保護の方法としては以下の表が示されている。

表：プライバシー保護の方法

1. 個人を特定することが可能な氏名，イニシャルまたは「呼び名」は記載せず，アルファベットなどの記号（Aさん，B氏など）を用いる。仮名を用いる場合は，本名が類推されるような名前は使用しない。なお，対象者から実名公表の承諾を文書で得ている場合は，その旨を明記する。
2. 実年齢や住所は記載しない。生活史に関連する固有名詞は意味を有しないアルファベット（A市，B町，P社，Q大学など）を用い，経過に関しては「18歳で就職」「25歳で発症」など生活年齢で表記し，現在の年齢が推定されないようにする。
3. 日付は臨床経過を知ることが必要だと判断される場合に，個人が特定できない範囲で記載する。年については，発表者のかかわり開始をX年とし，X＋1年，X－1年といった記載を用いる。
4. プライバシー保護のために事例の一部を加工した場合は，その旨を明記する。

事例提供者になる場合は所属機関で発表に関する承認を得ることも必要であり，発表に際しどのような倫理的配慮を行ったのかを明示されることも求められている。

　司会者やスーパーバイザー，事例検討会への参加者にも対人援助職としての守秘義務が課せられているだけでなく，それぞれの職種や所属団体に応じて倫理規程が定められている場合がある。倫理規程はそれぞれの専門職として活動するために遵守すべき事柄が記されている。ともすれば堅苦しい規則であるかのように捉えられることもあるが，専門職として許される行為と慎まなければいけない行為をきちんと踏まえておくことが，専門職としての自身の能力を磨くことにもつながるものである。

引用文献

一般社団法人日本集団精神療法学会（2021）研究倫理に関するQ&A
一般社団法人日本集団精神療法学会（2021）一般社団法人日本集団精神療法学会　研究倫理ガイドライン
一般社団法人日本集団精神療法学会（2019）日本集団精神療法学会教育研修システム要項以上，https://jagp1983.com/?page_id=6
宮口幸治（2022）グループワーク型ケース検討会ハンドブック．pp.24-61．東洋館出版社．
村山正治（2012）新しい事例検討法 PCAGIP入門―パーソン・センタード・アプローチの視点から．pp.33-34．創元社．

文献リスト

> 〈学術書〉

日本語で読むことができる集団精神療法の学術書のうち，入手することが比較的容易な本です．

Agazarian YM（2001）Systems Centered Approach to Inpatient Group Psychotherapy. Jessica Kingsley Publishers.
鴨澤あかね訳（2015）システム・センタード・アプローチ―機能的サブグループで「今，ここで」を探求するSCTを学ぶ．創元社．

相田信男（2006）実践・精神分析的精神療法―個人療法そして集団療法．金剛出版．

The American Group Psychotherapy Association（2007）Clinical Practice Guidelines for Group Psychotherapy.
日本集団精神療法学会監訳（2014）AGPA集団精神療法ガイドライン．創元社．

馬場謙一・井上果子監修（2013）子どもの心の理解と援助―集団力動の視点から．日本評論社．

Bion WR（1961）Experiences in Groups. Tavistock Publications.
ハフシ・メッド訳（2016）集団の経験―ビオンの精神分析的集団論．金剛出版．

Clayton GM（1992）Enhancing Life & Relationships：A Role Training Manual Book 2 in a Series of Training Books. ICA Press.
中込ひろみ・松本功訳（2013）ロールトレーニング・マニュアル―のびやかに生きる．二瓶社．

藤岡淳子編著（2019）治療共同体実践ガイド―トラウマティックな共同体から回復の共同体へ．金剛出版．

Gantt SP & Agazarian YM（2005）SCT® in Action：Applying the Systems-Centered Approach in Organizations. Routledge.
嶋田博之・杉山恵理子監訳，LHS研究会編（2018）組織と個人を同時に助けるコンサルテーション―企業や学校，対人援助サービスで使えるシステムズセンタード・アプローチ．金剛出版．

ハフシ・メッド（2004）「愚かさ」の精神分析─ビオン的観点からグループの無意識を見つめて．ナカニシヤ出版．

Horwitz L（2014）Listening with the Fourth Ear Unconscious Dynamics in Analytic Group Psychotherapy. Routledge.
高橋哲郎監修・権成鉉監訳（2021）第四の耳で聴く─集団精神療法における無意識ダイナミクス．木立の文庫．

磯田雄二郎（2013）サイコドラマの理論と実践─教育と訓練のために．誠信書房．

Kissen M（1976）From Group Dynamics to Group Psychoanalysis：Therapeutic Applications of Group Dynamic Understanding. Hemisphere Publishing Corporation.
佐治守夫・都留春夫・小谷英文訳（1996）集団精神療法の理論─集団力学と精神分析学の統合．誠信書房．

小谷英文（2014）集団精神療法の進歩─引きこもりからトップリーダーまで．金剛出版．

近藤喬一・鈴木純一編（2000）集団精神療法ハンドブック．金剛出版．

増野肇・増野由美子（2024）サイコドラマをはじめよう─人生を豊かにする増野式サイコドラマ．金剛出版．

Mendelsohn M, Herman JL, Schatzow E et al（2011）The Trauma Recovery Group：A Guide for Practitioners. Guilford Press.
杉山恵理子・小宮浩美訳（2023）トラウマリカバリーグループ．金剛出版．

Midgley N & Vrouva I（2012）Minding the Child：Mentalization-Based Intervention with Children, Young People and Their Families. Routledge.
西村馨・渡部京太監訳（2022）子どものメンタライジング入門─個人，家族，グループ，地域へのアプローチ．誠信書房．

日本集団精神療法学会編集委員会監修（2017）集団精神療法の実践事例30─グループ臨床の多様な展開．創元社．

日本集団精神療法学会監修（2014）集団精神療法の基礎用語．金剛出版．

Obholzer A & Roberts VZ（1994）The Unconscious at Work：Individual and Organizational Stress in the Human Services. Routledge.
武井麻子監訳（2014）組織のストレスとコンサルテーション─対人援助サービスと職場の無意識．金剛出版．

Roberts J & Pines M（1991）The Practice of Group Analysis. Routledge.
浅田護・衣笠隆幸監訳（1999）分析的グループセラピー．金剛出版．

鈴木純一（2014）集団精神療法―理論と実際．金剛出版．

髙橋哲郎・野島一彦・権成鉉編（2010）力動的集団精神療法―精神科慢性疾患へのアプローチ．金剛出版．

高良聖（2013）サイコドラマの技法―基礎・理論・実践．岩崎学術出版社．

武井麻子（2002）グループという方法．医学書院．

田辺等（2022）ギャンブル症の回復支援―アディクションへのグループ活用．日本評論社．

手塚千恵子（2023）社会のストレスと心：パーソナリティ障害と集団ダイナミクス．木立の文庫．

Weinberg H & Rolnick A（2020）Theory and Practice of Online Therapy：Internet-delivered Interventions for Individuals, Groups, Families, and Organizations. Routledge.
　岡島美朗・西村馨訳（2024）オンラインセラピーの理論と実践―インターネットを通じた個人・集団・家族・組織への介入．創元社．

Word A, Kasinski K, Pooley J et al（2003）Therapeutic Communities for Children and Young People. Jessica Kingsley Publishers.
　花澤寿監訳（2023）治療共同体アプローチ―心に深い傷を負った子どもたちのために．岩崎学術出版社．

Yalom ID（1995）The Theory and Practice of Group Psychotherapy：4th Edition. Basic Books.
　中久喜雅文・川室優監訳（2012）ヤーロムグループサイコセラピー―理論と実践．西村書店．

〈雑誌〉

雑誌がとりあげた集団精神療法やグループアプローチの特集のうち，10 年以内に出版されたものです．

田辺等編（2017）こころの科学 192：特別企画グループの力．日本評論社．

北西憲二・西村馨編（2023）精神療法増刊第 10 号：グループで日常臨床を変える―さまざまな場面での活用術．金剛出版．

北西憲二編（2017）精神療法 43 巻 5 号：日常臨床に生かすグループ―集団精神療法入門．金剛出版．

※なお，日本集団精神療法学会は，専門誌「集団精神療法」を年 2 号刊行しています．

〈その他〉

集団精神療法の実際や集団力動を学ぶために参考になりそうな作品です。

マンガ

Fiske A（2014）GRUPPA. Comprendo Press.
　枇谷玲子訳（2019）話し足りないことはない？―対人不安が和らぐグループセラピー．晶文社．

小説

Yalom ID（2005）The Schopenbauer Cure：A Novel. Harper.
　鈴木孝信訳（2023）人間嫌いが笑うとき―小説：ヤーロム博士が描くグループセラピーにおける生と死の物語．星和書店．

映画

黒澤明監督（1954）七人の侍．
　「七人の侍」は，黒澤明の代表作．7人の縁もゆかりもない男たちが貧しい農村を野盗団から命を懸けて守るというストーリー．個性豊かなメンバーが一つの集団を形成し，困難に立ち向かうプロセスがとても集団精神療法的．

坂上香監督（2020）プリズン・サークル．
　「プリズン・サークル」は，TC（Therapeutic Community）を導入した日本の刑務所のドキュメンタリーです．

シドニー・ルメット監督（1959）十二人の怒れる男（原題：12 Angry Men）
　「十二人の怒れる男」は，裁判の陪審員が評決を下す過程の力動が描かれています．

おわりに

　本書は，集団精神療法について学び，それを実践しようとする人のテキストとして企画されました。これまで，対人関係を重視する集団精神療法の基本となる知識を提供した日本オリジナルの書物としては，『やさしい集団精神療法入門』（1987年，星和書店）や『集団精神療法ハンドブック』（2000年，金剛出版）がありましたが，いずれも個別のテーマについて専門家が書いた論文集に近い形式で，集団精神療法の実践，研修について系統的に記したものではありませんでした。そうしたなかで2014年に翻訳出版されたアメリカ集団精神療法学会（AGPA）のガイドラインは，集団精神療法の標準的なあり方を根拠に基づいて提示していて，われわれに大きなインパクトを与えてくれました。ただ，序章「本書のねらい」に示されているように，外来個人オフィスで行われることを「標準」とするアメリカと，むしろ病院やデイケアでグループが多く行われている日本とでは，グループの置かれた環境や目的に大きな違いがあり，日本の現状に即したテキストが必要なのではないか，と考えられました。本書は，そうした要請に応えることを目指して作ったものです。

　序章に続く本書の中核は3章構成になっています。第1章「グループの始め方・進め方」は，精神療法増刊第10号「グループで日常臨床を変える」（2023年，金剛出版）に掲載されたものを再掲しました。精神力動を重視するグループを主眼としていますが，技法や目的が異なるさまざまなグループを行う場合にも応用できるグループ運営の基本について記述しています。第2章「グループの活用方法」は，大グループ，力動的集団精神療法，心理教育，サポートグループについて，それぞれに精通した著者が担当していますが，枠組み，構造，始め方・進め方，ファシリテーション・グループ介入の仕方，事例と共通の項目に沿って執筆され，技法の異なるグループの特徴を比較しつ

つ, 理解できる形になっています。第3章「グループの研修」では, 集団精神療法を行えるようになるために必要なトレーニングである理論学習, 体験グループ, スーパーヴィジョン, 事例検討について, 著者の体験を交えた実際的なあり方が述べられており, 集団精神療法の研修がリアルに想像できる内容となっています。

精神療法の実践家のあいだでは, ともすれば書物や文献を通して学ぶことを「机上の空論」「畳の上の水練」などとして軽視し, 治療実践を体験すればいいのだと言われることがあります。体験が重要なことは言うまでもありませんが, 一個人が体験できることにはおのずと限りがあり, 体験だけに頼る一子相伝のような訓練は, 人間の幅広い心理現象を扱うには不十分です。論語に「学びて思わざれば則ち罔(くら)し。思いて学ばざれば則ち殆(あやう)し」という言葉がありますが, 集団精神療法においてこの「殆し」にはメンバーの傷つきや事故につながることも含むように思います。体験と知的学習のバランスが取れた集団精神療法の訓練のために, 本書が役立つと信じています。

今日, 世界のグローバル化とインターネット技術の普及により, 一昔前とは比べ物にならないほど多くの情報に触れることが出来るようになりました。その一方, 日本は人口減少の局面に入り, 社会全体が縮小し, 余裕を失いつつあるように感じます。こうした情勢の中で, 治療を含むさまざまな場面で効率化が叫ばれ, 特に短期間で成果が上がるものが求められる傾向が強まっています。しかし, 人は人との関係の中で生きていくものです（仮に引きこもっているなど孤立した人であっても, 人との関係がきわめて乏しいという関係のなかにあるはずです）し, 人と人との関係は本質的に葛藤をはらみうる複雑なものですから, 人間に生じる問題は, そう効率よく処理できるものでありません。グループの中に入り, そこでの体験を通して自分と他者について, そしてその関係についてじっくり考えることには, この時代だからこそ価値があるのではないでしょうか。集団精神療法が, 現在を生きる人々をより確かに支えるものになっていくことを願ってやみません。

本書は総論編のテキストして構想されましたので, さまざまな理論に基づ

く個別の治療法については言及していません。それらは，今後発行予定の各論編で扱われることになっています。また，本書は，日本集団精神療法学会（JAGP）に所属する，十分な知識と経験を持つメンバーによって執筆されました。JAGPにおける研修の基礎的テキストとなることを期待していますが，同時にJAGP会員以外の，集団精神療法や各種グループアプローチを学ぼうとする実践家や学生のみなさんが手に取り，集団精神療法への期待と理解を高めてくださることを願っています。その意味で，本書を手に入れた方が，これを書棚においておくのではなく，実践の現場に持参され，擦り切れるほどに使いこんでいただければ，われわれにとってそれ以上の喜びはありません。

　本書を作成するにあたり，著者の方々はわれわれ編者のさまざまな注文に根気強く応じ，質の高いテキストを書いてくださいました。皆さんに心からお礼を申し上げます。また，金剛出版の編集者，中村奈々さんには企画段階から大変お世話になりました。なにかと作業が遅れがちになるわれわれを，中村さんが「集団精神療法って，大事だと思います」という言葉を添えつつ，やさしく励ましてくださらなかったら，完成というゴールにはとてもたどり着けなかったと思います。本当にありがとうございました。

編者を代表して
岡島美朗

索引

A
AA ································18
ADHD ······························83
APA：American Psychiatric Association
······································75

E
Empirically Supported Treatment：EST
······································25

J
JAGP ··· 37, 38, 41, 118, 121, 123, 124, 125, 126, 127, 129, 130, 143, 148, 151, 152, 155, 156, 163, 164, 168, 174, 175, 176, 177, 179, 180, 189
JAGP教育研修システム
··················· 38, 148, 155, 174, 175

M
MBT（mentalization-based treatment）
································ 115

N
NTL（National Training Laboratory）
······························ 110

P
PCAGIP ······················ 165, 173

S
SST（ソーシャル・スキルズ・トレーニング）
······························ 111

T
Therapeutic Community（治療共同体）
······························ 144
Tグループ ······ 110, 111, 122, 123, 124, 125, 126, 134, 141

人名
アインホーン（Einhorn S） ············· 146
相田信男······ 39, 73, 123, 140, 141, 161, 183
秋山訓子······························53
アッカーマン（Ackerman N） ··········· 110
池田真人······················ 121, 122
池田由子······························53
岩崎徹也···························· 150
ウォン（Wong N） ···················· 122
ウルフ（Wolf A） ···················· 110
大森智恵······················ 146, 157
岡島美朗······················ 38, 148
クラーク（Clark DH） ················48
小谷英文···························· 157
柴田応介···························· 124
ジョーンズ（Jones M） ········ 48, 53, 157
杉山恵理子···························· 125
鈴木純一 ······ 3, 37, 41, 43, 48, 52, 53,

60, 61, 74, 124, 127, 129, 141, 157, 162, 184, 185, 186
スラブソン（Slavson SR）……… 4, 61, 110
関 百合 …………… 153, 156, 158, 161
高橋哲郎……… 40, 42, 43, 74, 123, 140, 141, 154, 162, 184, 185
高橋靖恵……………………………… 155
髙林健示……………………… 39, 126
高良 聖 ……………………… 147
タックマン（Tuckman BW）………… 111
タットマン（Tuttman S）…………… 117
田原明夫………………………………54
土居健郎……………… 60, 135, 140
トーズランド（Toseland RW）………17
中久喜雅文………………… 125, 156, 161
西 見奈子 ……………………… 151, 155
ビオン（Bion WR）…………… 36, 61, 110
平木典子……………… 145, 146, 160
フークス（Foulkes SH）…… 61, 110 129
プラット（Pratt JH）………… 4, 75, 110
ホーウィッツ（Horwitz L）…… 39, 123, 136, 137, 138, 140
ボス（Boss P）……………………… 101
ホッパー（Hopper E）………………36
松木邦裕………………………… 150, 156
三川俊樹……………………… 147
宮口幸治……………………… 173
村山正治………………………… 165, 166
メイン（Main T）…………… 53, 144, 145
モレノ（Moreno JL）……………… 4, 110
ヤーロム（Yalom ID）……… 16, 24, 34, 39, 41, 43, 61, 98, 112, 119, 185, 186
ライバス（Rivas RF）………………17
ロジャーズ（Rogers C）………… 28, 40
ワージントン（Worthington A）………48

あ
愛他主義……………………… 24, 25
愛着……………………… 89, 105
アクションメソッド……………… 13, 148
アクションを用いたワーク………………80
アメリカ集団精神療法学会……… 9, 16, 61, 109, 122, 123, 187
アメリカ心理学会………………24
アルコール依存症……………… 18, 22, 91
安心感…………… 32, 80, 88, 108, 170, 179
安全感………………… 21, 28, 32, 58, 126
安全性 ……………………… 92, 94, 97

い
意思決定過程……………………… 49, 59
異質グループ……………………… 22, 63
異質な………………… 9, 22, 63, 108
依存グループ………………………36
依存症…… 18, 22, 55, 76, 88, 89, 91, 114
依存的……………… 32, 145, 147, 151
一般システム理論……………… 113
意味帰属……………………… 112
インターネット… 64, 73, 103, 127, 185, 188
インフォームドコンセント………………26
ウォーミングアップ……………… 80, 84

う
うつ病……………… 4, 22, 76, 104, 114
運営機能……………………… 82, 112

え
エディプス的な葛藤………………66
エビデンス…… 11, 15, 22, 24, 25, 114, 115
  —に基づく治療………………22
  —のある治療……………… 24, 25

エンカウンターグループ… 13, 19, 43, 111
エンパワーメント……………………77
エンパワーメント効果…………………77

お
オープングループ……… 10, 20, 32, 64, 97
思いやり…………………… 53, 58, 112
親の会…………………………… 18, 92
オンライン………… 73, 78, 132, 170, 185

か
絵画………………………………20
介護うつ………………………… 100
階層性…………………………… 113
開放システム…………………… 113
隠された議題（hidden agenda）………53
過去－現在－未来の軸…………………33
過剰適応…………………………87
家族教室…………………………76
家族療法……………………… 31, 104
課題グループ………………… 17, 28
語り…… 44, 77, 92, 96, 97, 99, 100, 101
カタルシス……………………… 24, 25
活動集団療法……………………61
がん……………………… 63, 76, 91, 104
関係性……… 20, 24, 27, 49, 51, 53, 54, 56,
58, 86, 88, 92, 94, 96, 101, 112, 113, 148,
152, 160, 168, 170, 172, 179
患者会…………………………… 18, 92
感情体験…… 53, 62, 63, 65, 73, 86, 92

き
企画者…… 128, 130, 131, 132, 133, 134, 139
基底的想定……………… 36, 112, 125
基底的想定グループ……………… 36, 112

機能的サブグループ化………………36
希望をもたらすこと………………81
虐待のトラウマ……………………22
逆転移……………… 40, 71, 125, 159
キャンディデイト… 38, 129, 130, 149, 150,
151, 152, 174, 175, 176
教育研修システム……… 5, 37, 38, 39, 41,
43, 127, 143, 148, 155, 162, 163, 164, 168,
174, 175, 176, 181
教育分析………………… 116, 123, 128
境界性パーソナリティ障害…………… 115
共感……… 10, 25, 28, 30, 84, 97, 104, 166
狭義の集団精神療法…………………17
教室方式……………………………4
凝集性 24, 25, 26, 27, 29, 61, 63, 77, 113, 126
共通の敵（common enemy）…………53
共同治療者………………………… 19, 40
京都集団療法研究会………………… 125
共謀………………………………54

く
クール… 50, 65, 67, 68, 70, 71, 72, 94, 99, 100
―制………………………… 50, 65, 67
グラウンドルール………………… 29, 97
グループ
　―・アナリシス …… 19, 48, 60, 62, 63, 67,
　　110, 129, 153, 156, 162
　―構成……………… 21, 63, 78, 96, 152
　―サイコセラピスト … 5, 6, 38, 115, 121,
　　127, 128, 129, 130, 140, 143, 148, 149,
　　152, 156, 158, 163, 168, 174, 175, 176
　―・スーパーヴィジョン …………… 157
　―・スーパービジョン ………… 39, 150,
　　156, 157, 158, 159, 162, 167, 168
　―スーパービジョン……… 39, 167, 168

―全体-対人関係-個人の軸……………34
　　―ダイナミクス(集団力動)………… 128
　　―ダイナミクス理論………………… 111
　　―デザイン………………………………15
　　―でのスーパービジョン……… 38, 150,
　　　156, 157, 168, 174, 175
　　―内-グループ外の軸……………………34
　　―の規範…………………… 32, 33, 37
　　―の凝集性………………………… 113
　　―のプロセス…………………… 5, 71
　　―発達…………… 32, 111, 113, 115
　　―プロセス…… 12, 41, 72, 88, 93, 94, 96,
　　　111, 112, 115, 138, 166, 167, 178
　　―力動………………… 33, 64, 103
クローズドグループ……………… 20, 32, 96
群馬病院…………………………………… 125

け

ケース
　　―会議…………………………… 163, 164
　　―カンファレンス…… 17, 163, 164, 166
　　―検討……… 157, 158, 161, 163, 173, 181
ゲシュタルト・セラピー………………… 111
結核患者学級………………………… 4, 110
原家族経験のやり直し……………………24
研究倫理……………………… 117, 180, 181

こ

効果研究………………………… 114, 115
効果のエビデンス…………………………15
構成的グループエンカウンター…………20
行動化………………………………………29
行動変容の継続……………………………98
コーピング・スキル………………………77
コ・コンダクター…………… 123, 129, 179

個人
　　―カウンセリング………………………66
　　―情報保護法………………………… 180
　　―精神療法…… 15, 66, 104, 137, 150, 160
　　―療法…… 9, 19, 20, 24, 27, 31, 32, 40, 42,
　　　51, 66, 73, 95, 101, 115, 156, 158, 183
コ・セラピスト ……………………………19
5段階モデル…………………………… 111
コミュニティ・ミーティング 10, 11, 18, 19,
　　31, 39, 44, 45, 47, 48, 50, 51, 52, 54, 55, 59,
　　62, 144
コメンテーター…………… 165, 166, 170, 179
コンジョイント形式………………………31
コンダクター…………… 19, 23, 63, 64, 65, 66,
　　67, 69, 70, 71, 111, 122, 123, 124, 125, 126,
　　127, 128, 129, 130, 131, 132, 133, 134, 135,
　　136, 137, 138, 139, 150, 153, 174, 179
コンテイン…………… 35, 48, 52, 53, 72
コンバインド形式………………… 31, 32
コンバインド・セラピー…………… 95, 102

さ

災害や事故,事件による外傷体験 ………91
サイコドラマ…… 13, 89, 110, 147, 148, 184
作業療法………………………… 55, 66
作動グループ………………………………36
サブグループ………… 36, 42, 114, 118, 183
サブグループ化……………………………36
サポートグループ…… 7, 11, 12, 18, 24, 30,
　　91, 92, 93, 94, 95, 96, 97, 98, 99, 101, 187
三者性………………………………… 146

し

シェアリング………………… 80, 82, 173
自己

―受容……………………………… 77, 126
―紹介……… 68, 72, 80, 96, 124, 135, 137
―体験………………………………… 116
―理解………… 24, 25, 28, 44, 63, 77, 88, 126, 128
システム・センタード・アプローチ… 36, 42, 114, 118, 183
システム的思考………………… 113, 114
事前準備… 19, 26, 27, 49, 108, 115, 130, 173
実存的要因……………………… 24, 25
シナリオロールプレイ… 158, 176, 177, 178
終結期…………………………… 32, 35
修正情動体験………………………… 35
集団圧力…………………………… 111
集団スーパーヴィジョン……………… 157
集団精神療法…… 1, 3, 4, 5, 7, 9, 10, 11, 12, 13, 15, 16, 17, 20, 21, 22, 23, 24, 26, 27, 28, 31, 37, 38, 42, 43, 44, 45, 51, 59, 60, 61, 73, 75, 89, 93, 98, 103, 104, 109, 110, 113, 114, 115, 117, 118, 121, 19, 114, 61, 62, 64, 66, 73, 74, 114, 115, 117, 119, 122, 123, 124, 125, 126, 127, 129, 130, 134, 137, 140, 141, 143, 144, 148, 150, 152, 153, 154, 157, 158, 159, 160, 161, 162, 163, 180, 181, 183, 184, 185, 186, 187, 188, 189
―学会教育研修システム……… 43, 127, 148, 181
―実践ガイドライン … 9, 42, 73, 115, 118
―の対象……………………………21
―の歴史………………… 4, 110, 118
―ハンドブック……… 3, 43, 74, 127, 141, 184, 187
集団力動… 47, 114, 126, 128, 129, 138, 167, 183, 186
自由に漂う話し合い………………… 67, 72

自由連想法……………………………… 134
守秘義務…………… 28, 29, 30, 160, 181
小集団精神療法……………… 22, 44, 45, 51
情動的風土………………………………88
情動的刺激……………………… 22, 112
情動的風土を確立，維持すること ………27
情動－認知の軸………………………34
症例検討…………………… 156, 163, 164
初期不安………………… 23, 80, 135, 141
事例研究………………………… 163, 165
事例検討… 5, 7, 37, 38, 39, 73, 126, 137, 140, 147, 149, 150, 157, 158, 160, 163, 164, 165, 166, 167, 168, 169, 170, 171, 172, 173, 174, 175, 176, 177, 178, 179, 181, 188
神経疾患………………………………76
心身の障害・慢性疾患児の親の会 ………92
心理教育…… 7, 11, 12, 16, 18, 19, 20, 24, 29, 31, 33, 51, 66, 75, 76, 78, 79, 80, 81, 82, 85, 87, 88, 89, 115, 116, 187
―グループ 11, 12, 16, 31, 75, 78, 80, 82, 85
―的グループ………… 18, 24, 29, 33, 75
―の定義……………………………75
―プログラム 51, 79, 80, 81, 82, 87, 89

す
スーパーバイザー………………… 5, 38, 41, 118, 126, 129, 130, 143, 145, 146, 147, 148, 149, 150, 151, 152, 154, 155, 156, 158, 159, 160, 161, 165, 166, 167, 168, 170, 174, 175, 176, 179, 181
―制度……………………………… 118
―認定……………………… 143, 151, 175
―認定規定………………… 143, 151, 175
スーパーバイジー… 145, 147, 148, 150, 151,

195

152, 154, 155, 156, 158, 159, 160, 161, 167,
175
スーパービジョン………… 5, 7, 38, 39, 40,
73, 104, 116, 137, 143, 144, 145, 146, 147,
148, 149, 150, 151, 152, 154, 155, 156, 155,
156, 157, 158, 159, 160, 161, 162, 167, 168,
174, 175, 179
スーパービジョンの倫理……………159
スケープゴーティング………………37
スケープゴート…………………37, 112
スタッフ・レビュー………………80, 82
ストレス管理……………………………76
ストレス・マネージメント能力 …………77
スロー・オープングループ … 10, 20, 65, 67

せ

精神疾患……………………………4, 55, 91
精神症状……………………………………95
精神分析セミナリー…………………125
精神分析的集団精神療法…… 61, 110, 134
精神力動的または対人関係重視のグループ
…………………………………11, 17, 28
摂食障害………………22, 55, 62, 63, 76
セミ・クローズド……………………10
セルフヘルプグループ…… 11, 12, 18,
33, 92, 93

そ

相互研修……………5, 38, 151, 152, 168
双方向のコミュニケーション…………51
ソーシャルスキルの発達………………24
即時的解決思考…………………………87
組織コンサルテーション……………112

た

第3の目…………………………………146
第4の基底的想定……………………36
大グループ… 4, 7, 11, 47, 55, 56, 59, 62, 187
体験グループ………… 7, 37, 38, 39, 40, 43, 62,
73, 103, 116, 121, 122, 123, 124, 125, 126,
127, 128, 129, 130, 131, 132, 133, 134, 135,
137, 138, 139, 140, 141, 149, 150, 162, 188
体験グループにおける傷つき…………139
対人学習………………………22, 24, 25
対人関係療法……………………………18
対人関係論………………………………34
多重関係の禁止……………………159, 160
タビストック・グループ……………122
短期集中型Tグループ………………125
探究する文化……………………………53
断酒会……………………………18, 92
男女混合……………………………15, 23
男女別……………………………………23
ダンス・ムーブメント…………………20

ち

チームビルディング……………………76
中立性…………………………………136
治療共同体… 4, 10, 17, 18, 44, 45, 47, 48, 60,
110, 113, 118, 144, 157, 158, 162, 183, 185
　─的アプローチ………………………10
　─的な発想……………………………44
治療グループ…… 11, 17, 28, 40, 43,
114, 154, 162
治療構造……………11, 48, 50, 78, 79,
115, 116, 139, 152
治療同盟…………………………25, 26, 113
治療要因………… 3, 24, 25, 27, 61, 112, 115
沈黙…… 21, 23, 32, 40, 56, 58, 68, 69, 70, 71,

72, 124, 125, 134, 135, 136, 141

つ

つがいグループ…………………………36

て

デイケア………… 4, 7, 18, 23, 44, 47, 48, 50,
　55, 56, 57, 58, 59, 60, 62, 104, 144, 187
テキストワーク……………………………11
転移…… 28, 34, 40, 53, 63, 65, 71, 125, 136,
　137, 138, 141, 159
転移感情…………………………… 40, 63

と

投影………………… 36, 37, 125, 137, 138, 139
投影同一化………………………… 37, 125
東京集団精神療法研究所………………124
統合失調症…3, 10, 22, 55, 75, 76, 91, 114, 172
　――の心理社会的治療……………………75
洞察－関係の軸………………………………35
当事者による患者会………………………92
同質グループ………………… 10, 22, 63
闘争－逃走グループ…………………………36
同調性…………………………… 104, 111
糖尿病………………………………… 57, 91
透明性…………………………… 28, 138
トラウマ関連の問題………………………76

な

難病…………………………………… 76, 91

に

日本集団精神療法学会…………… 3, 5, 37,
　42, 59, 62, 73, 74, 89, 103, 104, 114, 118,
　121, 141, 143, 148, 162, 163, 181, 183, 184,
185, 189
認知行動療法（CBT） …… 11, 18, 111, 114
認知症…………………………………… 99, 101
認定グループサイコセラピスト… 174, 175,
　176
認定スーパーバイザー… 38, 151, 174, 176

の

ノースフィールド陸軍病院………………61

は

ハイブリッド…………………………… 170
バウンダリー…… 29, 30, 31, 38, 52, 64, 98,
　107, 131, 139, 159
発達障害………………… 18, 55, 62, 63, 76
ハラスメント………………………………77
パラレル・プロセス ……………………158

ひ

ヒエラルキー…………………………… 54, 107
ビオン－タビストック・アプローチ … 34, 110
非メンタライジング状態…………………87
ヒューマニスティック心理学………… 111
ヒューマンケア……………………………91

ふ

ファシリテーター……… 19, 49, 52, 55, 78,
　82, 83, 84, 86, 87, 88, 111, 173, 179
不安症…………………………………… 114
フィッシュボール（金魚鉢）…………… 177
フォローアップ・グループ ………………82
複数コンダクターシップ…………………64
普遍性………… 24, 25, 76, 77, 81, 146, 147
プライバシー保護……………………… 180
プレビュー…………………… 64, 68, 72

プロセス－内容の軸……………………35
文化的孤島………………………… 138

へ
ペアレント・トレーニング ……………76
併行治療………………………………31
米国精神医学会………………………75

ほ
ホームワーク……… 30, 78, 80, 84, 85
　―報告………………………… 80, 85
北海道集団精神療法研究会………… 125
本来感…………………………… 117

ま
マルティプル・リーダーシップ …………49
慢性身体疾患……………………………91

み
ミディアン・グループ ………………63
民主的運営………………………… 30, 113
民主的なあり方…………………………52

め
メニンガークリニック………………… 123
メンバー選定……………………… 23, 152
メンバーの組み合わせ…………………22

も
目標の共有および協力……………… 25, 26
模倣行動……………………………… 24, 25
森田療法……………………………… 104

や
薬物療法………………………… 51, 66, 94, 95

ら
ラボラトリートレーニング…………… 111

り
リーダーシップスキルの向上……………76
力動的
　―,あるいは対人関係を重視するグループ……………………………………32
　―管理（dynamic administration）29, 153
　―集団精神療法………………… 7, 61, 62, 72, 73, 185, 187
　―・対人関係的なグループ ……………29
理論学習……………………… 7, 39, 109, 115, 117, 118, 109, 145, 188
リワーク………………………… 4, 7, 44, 104
臨床実践の倫理………………………… 117

れ
レクリエーション……………………………51
レビュー… 39, 56, 57, 58, 64, 68, 72, 73, 80, 82, 114, 125, 137, 138, 139, 152

ろ
ロールプレイ…… 78, 80, 81, 82, 84, 85, 158, 176, 177, 178

わ
ワークブック……………… 75, 78, 80, 81, 82, 84, 85, 86, 87, 88, 116
　―を用いた心理教育……………………85

[編著者略歴]

西村 馨（にしむら かおる）
　国際基督教大学教養学部アーツ・サイエンス学科教授
　東京大学教育学部卒業，国際基督教大学大学院博士課程単位取得退学
　東京大学学生相談所助手（カウンセラー），国際基督教大学教養学部助教授を経て，2022年より現職

　臨床心理士，公認心理師，日本集団精神療法学会認定スーパーバイザー
　『実践・子どもと親へのメンタライジング臨床―取り組みの第一歩』編著（2022年，岩崎学術出版社），『オンラインセラピーの理論と実践―インターネットを通じた個人・集団・家族・組織への介入』共監訳（2024年，創元社），『精神療法増刊第10号：グループで日常臨床を変える―さまざまな場面での活用術』（共編）（2023年，金剛出版）

岡島美朗（おかじま よしろう）
　自治医科大学附属さいたま医療センターメンタルヘルス科教授
　山梨医科大学医学部卒業，自治医科大学大学院地域医療系卒業
　自治医科大学精神医学教室講師，自治医科大学附属病院緩和ケア科准教授を経て，2015年より現職

　医師，医学博士，公認心理師，日本集団精神療法学会認定スーパーバイザー
　『オンラインセラピーの理論と実践―インターネットを通じた個人・集団・家族・組織への介入』共監訳（2024年，創元社）

関 百合（せき ゆり）
　クボタ心理福祉研究所・錦糸町カウンセリングルーム所長
　日本大学文理学部心理学科卒業，五和貴診療所，葛飾橋病院勤務後英国に留学
　Goldsmiths College London, MA in Group Psychotherapy、University College London, MSc in Medical Anthropology, WPF London, Group Analytic Psychotherapist 取得
　東京国際大学大学院臨床心理学研究科博士課程（前期）修了
　臨床心理士，公認心理師，日本集団精神療法学会認定スーパーバイザー，Group Analytic Society International 正会員

[著者一覧]（五十音順）

加藤隆弘　　（かとう たかひろ）　北海道大学大学院医学研究院
　　　　　　　　　　　　　　　　　神経病態学分野精神医学教室

鎌田明日香　（かまだ あすか）　　伽羅堂

川合裕子　　（かわい ゆうこ）　　小阪病院

北西憲二　　（きたにし けんじ）　森田療法研究所／北西クリニック

古賀恵里子　（こが えりこ）　　　大阪経済大学人間科学部

菅 武史　　（すが たけし）　　　広島市スクールカウンセラー／
　　　　　　　　　　　　　　　　　医療法人あやめ会押尾クリニック

高橋裕子　　（たかはし ゆうこ）　大阪樟蔭女子大学・大学院

田辺 等　　（たなべ ひとし）　　北仁会旭山病院／札幌こころの診療所

中里容子　　（なかさと ようこ）　明治大学子どものこころクリニック

集団精神療法テキストブック　総論編

2025 年 4 月 1 日　印刷
2025 年 4 月 10 日　発行

監　修　日本集団精神療法学会
編著者　西村　馨・岡島　美朗・関　百合
発行者　立石　正信
発行所　株式会社金剛出版
　　　　〒112-0005　東京都文京区水道 1-5-16
　　　　電話 03-3815-6661　振替 00120-6-34848

装丁　臼井新太郎
印刷・製本　太平印刷
組版　古口正枝

ISBN978-4-7724-2094-5　C3011　　　　©2025 Printed in Japan

JCOPY 〈(社) 出版者著作権管理機構 委託出版物〉
本書の無断複製は著作権法上での例外を除き禁じられています。複製される場合は，そのつど事前に，出版者著作権管理機構（電話 03-5244-5088，FAX 03-5244-5089，e-mail: info@jcopy.or.jp）の許諾を得てください。

精神療法 増刊第10号
グループで日常臨床を変える
さまざまな場面での活用術

［編］=北西憲二　西村馨　精神療法編集部

●B5判　●並製　●250頁　●定価 **3,080** 円
● ISBN978-4-7724-1968-0 C3047

メンタルヘルスの専門家が日々の臨床に
グループ力動や集団精神療法を活用できるよう
さまざまな臨床現場からの活用術を紹介する。

集団精神療法の基礎用語
オンデマンド版

［監修］=日本集団精神療法学会　［編］=北西憲二　小谷英文
池淵恵美　磯田雄二郎　武井麻子　西川昌弘　西村馨

●A5判　●並製　●257頁　●定価 **4,950** 円
● ISBN978-4-7724-9012-2 C3011

集団精神療法とその関連領域における
重要な基礎用語やキーワード386項目を6分野に分けて解説。
巻末に人名および項目索引として2,500を超える索引を掲載。

集団精神療法
理論と実際

［著］=鈴木純一

●A5判　●上製　●304頁　●定価 **5,280** 円
● ISBN978-4-7724-1359-6 C3011

一人の精神科医として何が出来るかと悩み，
痛みを体験し，
自問して来た著者がたどり着いた
集団精神療法体験の記録である。

価格は10%税込です。

サイコドラマをはじめよう
人生を豊かにする増野式サイコドラマ

［著］=増野 肇 増野由美子

●四六判 ●上製 ●220頁 ●定価 **3,520** 円
● ISBN978-4-7724-2023-5 C3011

サイコドラマには個人の可能性を引き出し
人生を豊かにする力がある。
本書は具体的な実践方法や
使用する用語を解説した入門書である。

組織のストレスとコンサルテーション
対人援助サービスと職場の無意識

［編］=アントン・オブホルツァー ヴェガ・ザジェ・ロバーツ
［監訳］=武井麻子 ［訳］=榊 惠子 ほか

●A5判 ●並製 ●326頁 ●定価 **4,620** 円
● ISBN978-4-7724-1357-2 C3047

大きなストレスを抱えやすい対人援助職の問題を
個人の脆弱性に帰さず，
援助組織全体を変えていくことを
目指すコンサルテーション論。

トラウマ・リカバリー・グループ
実践のための手引き

［著］=ミカエラ・メンデルソン ジュディス・L・ハーマン エミリー・シャッザウ
メリッサ・ココ ディヤ・カリヴァヤリル ジョスリン・レヴィタン
［訳］=杉山恵理子 小宮浩美

●B5判 ●並製 ●256頁 ●定価 **3,740** 円
● ISBN978-4-7724-1833-1 C3011

複雑性 PTSD 概念の提唱者として知られる
ジュディス・L・ハーマンが示す
目標指向的・相互支援的なグループ療法のためのマニュアル。

価格は 10%税込です。

組織と個人を同時に助けるコンサルテーション
企業や学校，対人援助サービスで使えるシステムズセンタード・アプローチ

［編］＝スーザン・ギャン　イヴォンヌ・アガザリアン
［監訳］＝嶋田博之　杉山恵理子　［訳］＝LHS研究会

●A5判　●並製　●264頁　●定価 4,180 円
● ISBN978-4-7724-1613-9 C3011

組織を一つのシステムとしてみなし問題解決を目指すコンサルテーション論。

集団精神療法の進歩
引きこもりからトップリーダーまで

［著］＝小谷英文

●A5判　●上製　●330頁　●定価 4,840 円
● ISBN978-4-7724-1356-5 C3011

集団精神療法の理論的基礎と，
引きこもりから精神疾患，
ハイパフォーマーへの臨床実践に基づいた
適応の実際を詳説する。

力動的集団精神療法
精神科慢性疾患へのアプローチ

［編］＝高橋哲郎　野島一彦　權成鉉　太田裕一

●A5判　●上製　●300頁　●定価 4,620 円
● ISBN978-4-7724-1128-8 C3011

統合失調症・パーソナリティ障害・
双極性障害・うつ病慢性患者に対する
力動的集団精神療法の
「理論」と「実践」の手引き。

価格は10%税込です。